Josef Pies: Immun mit kolloidalem Silber

VAK CONCEPT

Josef Pies

Immun mit kolloidalem Silber

Wirkung, Anwendung, Erfahrungen

Illustriert von Christian Bob Born

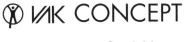

VAK Verlags GmbH
Kirchzarten bei Freiburg

Bibliografische Information der Deutschen Bibliothek
Die Deutsche Bibliothek verzeichnet diese Publikation in der Deutschen Nationalbibliografie;
detaillierte bibliografische Daten sind im Internet über http://dnb.ddb.de abrufbar.

VAK Verlags GmbH
Eschbachstraße 5
79199 Kirchzarten
Deutschland
www.vakverlag.de

12. Auflage 2006
© VAK Verlags GmbH, Kirchzarten bei Freiburg 1998
(ISBN der 1.-6. Auflage: 3-932098-31-5; ISBN der 7.-9. Auflage: 3-935767-13-7)
Lektorat: Monika Radecki, Jörg Ketter und Nadine Weber
Umschlag: Hugo Waschkowski, Freiburg
Illustrationen: Christian Bob Born, Freiburg
Satz und Druck: Mediaprint, Paderborn
Printed in Germany
ISBN-10: 3-935767-53-6
ISBN-13: 978-3-935767-53-8

Inhalt

Vorbemerkung des Verlages 7

Einleitung 8

Was ist kolloidales Silber?
    Chemisch-physikalische Grundlagen 10

Seit wann ist kolloidales Silber bekannt?
    Geschichtliches zum medizinischen Einsatz von Silber   18

Wogegen wirkt kolloidales Silber?
    Erfahrungen bei zahlreichen Erkrankungen 25

Wie wirkt kolloidales Silber?
    Erstickungstod für Krankheitserreger 41

Wie wird kolloidales Silber angewendet?
    Metall mit unbegrenzten Möglichkeiten 46

Wie wird kolloidales Silber dosiert?
    Individuelle Dosierung ist wichtig 49

Wie wird kolloidales Silber hergestellt?
    Moderne Methoden liefern bessere Qualität 56

Wo erhält man kolloidales Silber?
    Auf Seriosität achten 63

Welche Qualitätskriterien gelten für kolloidales Silber?
Frische, Reinheit und Partikelgröße 64

Hilft kolloidales Silber auch Tieren?
Gute Erfahrungen von Tierhaltern 68

Kann man kolloidales Silber auch bei Pflanzen anwenden?
Gesünderes Gemüse durch kolloidales Silber 71

Welche Nebenwirkungen hat kolloidales Silber?
Universelles Mittel: (fast) nebenwirkungsfrei 73

Warum die ganze Aufregung?
Einschätzung von Gesundheitsbehörden 77

Resistenzbildung: ja oder nein?
Nur selten Silberresistenzen 82

Silberstaub und Silberfäden
Aktuelle Neuentwicklungen 85

Häufig gestellte Fragen 92

Zum Schluss 100

Kleines Glossar 102

Literatur 104

Über den Autor 109

Vorbemerkung des Verlages

Dieses Buch dient der Information über Methoden der Gesundheitsvorsorge und Selbsthilfe. Wer sie anwendet, tut dies in eigener Verantwortung. Autor und Verlag beabsichtigen nicht, Diagnosen zu stellen oder Therapieempfehlungen zu geben. Die hier beschriebenen Verfahren sind nicht als Ersatz für professionelle medizinische Behandlung bei gesundheitlichen Beschwerden zu verstehen.

Einleitung

Im 19. Jahrhundert und zu Beginn des 20. Jahrhunderts hatte kolloidales Silber eine große medizinische Bedeutung, geriet aber im Laufe der Zeit immer stärker in Vergessenheit. Dabei ist kolloidales Silber gewissermaßen eine Privatklinik für jedermann, ein Krankenhaus fürs Reisegepäck. Es wird auch als „zweites Immunsystem" und „natürliches Antibiotikum" bezeichnet. Mit kolloidalem Silber lässt sich das natürliche Immunsystem im Bedarfsfall hervorragend unterstützen, ohne es dadurch überflüssig zu machen.

Das vorliegende Buch gibt einen Überblick über die Anwendungsmöglichkeiten und Erfahrungen mit kolloidalem Silber sowie über seine Wirkung. Es soll helfen, seinen Stellenwert in der modernen Medizin zu verdeutlichen und die Leserinnen und Leser über den aktuellen Stand des Wissens zu informieren. Dabei wird auch der Erläuterung chemischer und physikalischer Grundlagen breiter Raum gegeben.

In den USA hat die Renaissance für kolloidales Silber schon vor Jahren eingesetzt und auch in Deutschland besinnt man sich immer stärker auf diese nebenwirkungsarme und effektive Methode zur Behandlung von Infektionskrankheiten. Immerhin wurden die Einsatzmöglichkeiten von kolloidalem Silber bei mehreren hundert Krankheitserregern (Bakterien, Viren und Pilze) beschrieben, während ein Antibiotikum (Medikament zur Behandlung von Bakterieninfektionen) oder ein Antimykotikum (Medikament zur Behandlung von Pilzinfektionen) jeweils nur gegen eine kleine Anzahl verschiedener Keime wirksam ist. Dabei muss man sich im Klaren darüber sein, dass unser Wissen um kolloidales Silber teils auf experimentellen Befunden beruht, zum großen Teil aber auch auf langjährigen Erfahrungen.

Wer sich mit dem therapeutischen Nutzen von kolloidalem Silber beschäftigt, weiß um die sehr gegensätzlichen Positionen.

Einleitung

Diese Kontroversen haben dazu beigetragen, dass Wert und Sinn von kolloidalem Silber in den letzten Jahren intensiv diskutiert und untersucht wurden. Dadurch wurde die seriöse Beschäftigung mit diesem Thema gefördert und befruchtet. So ist es erfreulich, dass sich gerade in jüngster Zeit immer mehr wissenschaftliche Arbeiten mit der Wirksamkeit von Silber (in verschiedenen Formen) beschäftigen und das belegen, was seit Langem aus der Erfahrung bekannt ist. So wird heute niemand ernsthaft die heilungsfördernde Wirkung von Silber in der Wundbehandlung infrage stellen. Auch wenn sich ein großer Teil der Arbeiten nicht ausdrücklich mit kolloidalem Silber befasst, ist das Wirkprinzip vergleichbar und die Erkenntnisse sind weit gehend durchaus auf kolloidales Silber übertragbar.

Immer breiter wird auch das Anwendungsspektrum, das viele Gebiete umfasst. Es reicht von Silberwaschmaschinen über Silberkühlschränke, mit Silber beschichtete WC-Deckel, Silberkleidung und versilberte Wundauflagen bis hin zu Silberpflaster.

Diese rasante Entwicklung machte nach nur zwei Jahren nochmals eine grundlegende Überarbeitung und Ergänzung des Buches erforderlich. Soweit möglich, wurden dabei alle relevanten Aspekte berücksichtigt, auch wenn einige wegen der großen Informationsfülle nur gestreift werden konnten (bei der Internet-Suchmaschine *Google* erhält man beispielsweise fast 150 000 Treffer für die Begriffe „colloidal silver" und „kolloidales Silber").

Bei der Überarbeitung wurden auch wieder gerne Anregungen von Leserinnen und Lesern berücksichtigt. Zögern Sie also nicht, wenn Sie einen Diskussionsbeitrag leisten wollen. Schreiben Sie dem VAK Verlag Ihre Erfahrungen, Anregungen, Kritik und Fragen.

Was ist kolloidales Silber?

Chemisch-physikalische Grundlagen

Wer die Wirkung eines Heilmittels ausprobieren will, wird verständlicherweise zunächst einmal genau wissen wollen, welche Substanz sich dahinter verbirgt, welche Eigenschaften sie hat und wie sie wirkt. Beginnen wir also mit der Frage, was kolloidales Silber ist, denn der Begriff Kolloid ist nur wenig bekannt, obwohl wir täglich mit Kolloiden zu tun haben – ja, unser Leben basiert sogar auf kolloidalen Systemen. Zum besseren Verständnis nähern wir uns der Erklärung zunächst von der wissenschaftlichen Seite, bevor wir uns dann der praktischen Bedeutung zuwenden. Da die Kolloidchemie ein äußerst umfangreiches Fachgebiet ist, können hier jedoch nur die wichtigsten, für das Verständnis von kolloidalem Silber notwendigen Grundlagen erörtert werden.

Unter einem Kolloid versteht man ein System, in dem kleinste Partikel äußerst fein verteilt vorliegen. Diese Partikel bestehen aus wenigen bis einigen tausend Atomen und können eine Größe von bis zu 200 Nanometer haben. Ein Nanometer entspricht einem Milliardstel Meter. Die Größenverhältnisse sind in der nachfolgenden Tabelle verdeutlicht. Ein rotes Blutkörperchen des Menschen hat zum Beispiel einen Durchmesser von 7,5 Mikrometer (= 7 500 Nanometer), ist also fast vierzigmal größer als ein solches Riesen-Kolloidpartikel von 200 Nanometer Durchmesser.

Chemisch-physikalische Grundlagen   11

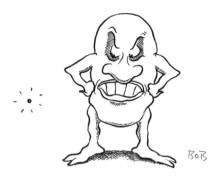

Größenvergleich Silberkolloid-Partikel und Bakterium 1:2 000

Zum besseren Verständnis sind nachfolgend einige Maße in Beziehung zueinander gesetzt:

1 m	ein Meter
= 1 000 mm	= eintausend Millimeter
= 1 000 000 µm	= eine Million Mikrometer
= 1 000 000 000 nm	= eine Milliarde Nanometer
= 10 000 000 000 Å	= zehn Milliarden Ångström

Mit einem Generator hergestelltes kolloidales Silber ist aber noch viel kleiner. Es besteht aus nur wenigen Atomen und hat einen Durchmesser von nur etwa ein bis fünf Nanometer. Dieses kolloidale Silber ist also um ein Vielfaches kleiner als ein rotes Blutkörperchen oder ein Riesenbakterium. Ein solches Verhältnis entspricht ungefähr dem Größenunterschied zwischen einer Katze und dem Mount Everest. Im Vergleich zu den kleinsten Bakterien ist ein Teilchen eines Silberkolloides immerhin noch fast 2 000-mal kleiner. Dieses Verhältnis ist etwa so, als stehe ein erwachsener Mensch vor dem Großglockner.

Objekt	Größenordnung
Silberion (Ag^+)	0,115 nm (= 1,15 Ångström)
Silberatom	0,175 nm (= 1,75 Ångström)
Glukosemolekül	0,7 nm (= 7 Ångström)
Kolloidales Silber (ca. 15 Atome)	1–5 nm (= 10–50 Ångström)
Viren	20–300 nm (= 0,02–0,3 Mikrometer)
Bakterien	200–80 000 nm (= 0,2–80 Mikrometer)
Rotes Blutkörperchen	7 500 nm (= 7,5 Mikrometer)
Haardurchmesser (Mensch)	40 000–100 000 nm (= 40–100 Mikrometer)
Menschliche Eizelle	150 000 nm (= 150 Mikrometer)

Wissenschaftlich spricht man dann von einem kolloidalen System, wenn drei Bedingungen erfüllt sind:

1. Es müssen unterschiedliche Bestandteile vorliegen, zum Beispiel Silber und Wasser.
2. Die Bestandteile müssen unterschiedlichen Phasen angehören, zum Beispiel flüssig/fest oder gasförmig/flüssig.
3. Die Partikel dürfen nicht löslich sein. Man spricht auch von lyophoben Solen (lyein = lösen und phobos = Angst).

Demnach sind Kolloide heterogen, multiphasisch und unlöslich. Man kann in einem Kolloid auch eine vierte Zustandsform der Materie sehen, also kolloidal neben fest, flüssig und gasförmig. Manchmal wird auch folgendermaßen differenziert:

Bezeichnung	Partikelgröße
Lösungen	kleiner als 1 Nanometer
Kolloide	zwischen 1 und 1 000 Nanometern
Suspensionen	größer als 1 000 Nanometer

Chemisch-physikalische Grundlagen 13

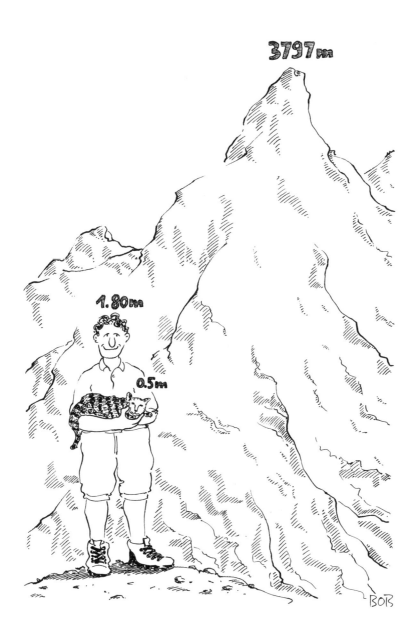

Die Kolloidpartikel verändern nicht – wie es z.B. Salze tun – bestimmte physikalische Eigenschaften des Suspensionsmittels (Gefrier- oder Siedepunkt etc.).

Vor allem hinsichtlich der Unlöslichkeit kommt es manchmal zu Missverständnissen. Die Silberpartikel im kolloidalen Silber sind nicht etwa in Wasser gelöst, sondern suspendiert. Es handelt sich also um eine Suspension und nicht um eine Lösung. Gibt man hingegen Salz (so auch Silbersalze wie Silbernitrat und Silberchlorid) in Wasser, werden sie darin gelöst. Das heißt, die Bestandteile dieser Salze lösen ihre Verbindung miteinander auf (sie dissoziieren) und es entstehen zum Beispiel positiv geladene Silberionen (Ag^+) und negativ geladene Chloridionen (Cl^-). Dabei handelt es sich also nicht um elementares Silber oder Chlor!

Hier wird ein wichtiger Unterschied zwischen kolloidalem, elementarem Silber und einem Silbersalz sehr gut deutlich. Leider werden sie immer wieder miteinander verwechselt und gleichgesetzt (vgl. *Welche Nebenwirkungen hat kolloidales Silber?*). Auch wenn reines kolloidales Silber kaum herstellbar ist, sollte man bestrebt sein, den Anteil an elementarem Silber so groß wie möglich zu wählen. Vor allem aber muss man darauf achten, Verunreinigungen mit Salzen weit gehend zu vermeiden.

Leider umfasst die kommerzielle Definition von kolloidalem Silber meist alle silberhaltigen Flüssigkeiten, die zu Heilzwecken eingesetzt werden. Darunter fallen also auch Silberionen, Silbersalze, Silberproteine und andere Silberverbindungen. Diese Verwässerung der wissenschaftlichen Definition hat die undifferenzierte Kritik an kolloidalem Silber stark beeinflusst (vgl. *Welche Nebenwirkungen hat kolloidales Silber?* und *Warum die ganze Aufregung?*).

In diesem Buch ist in erster Linie elektrochemisch hergestelltes kolloidales Silber gemeint, das möglichst viel elementares Silber enthält. Andernfalls wird darauf hingewiesen. Dabei ist zu bedenken, dass ein Generator etwa 10 Prozent, höchstens aber bis zu

Chemisch-physikalische Grundlagen

25 Prozent Silberpartikel und 90 bis 75 Prozent Silberionen produziert (Jefferson 2003). Gibt man bei der Herstellung nur ein Körnchen Kochsalz (Natriumchlorid) dazu, enthält man nur Silbersalz (Silberchlorid).

Kolloidpartikel sind die kleinsten Teilchen, in die Materie zerlegt werden kann, ohne die individuellen Eigenschaften zu verlieren. Die nächste Stufe der Zerkleinerung wäre das Atom selbst. Unter kolloidalem Silber versteht man dementsprechend extrem kleine Silberpartikel. Je nach Art der Herstellung (chemisch, gemahlen oder durch Elektrolyse) kann die Größe von weniger als einem bis über zehn Nanometer reichen. Diese Partikel befinden sich in destilliertem Wasser und tragen eine elektrische Ladung. Da sich gleiche Ladungen abstoßen, halten sich die Teilchen gegenseitig in der Schwebe. Die Ladung geht allerdings wie bei einer Batterie mit der Zeit – vor allem durch Lichteinfluss – verloren. Deshalb sollte kolloidales Silber immer lichtgeschützt aufbewahrt werden.

Durch das Zerkleinern in mikroskopisch kleine Teilchen (Nanopartikel) wird die Gesamtoberfläche enorm vergrößert und damit auch die Wirkung. Außerdem wird auch die Möglichkeit, in den Körper einzudringen und selbst an entlegene Stellen zu gelangen, enorm verbessert.

In einer kolloidalen Flüssigkeit bewegen sich die einzelnen Partikel mehr oder weniger leicht. Sind sie schwer beweglich, spricht man von einem Gel, andernfalls von einem Sol. Diese beiden Zustandsformen können ineinander übergehen, wobei die Übergänge fließend sind. Kolloide spielen in der Natur eine sehr große Rolle. Ohne sie gäbe es kein Leben, denn alle Lebensvorgänge in einer Zelle, den Bausteinen der Lebewesen, basieren auf kolloidalen Zustandsformen. Weitere Beispiele für Kolloide sind frisch gepresster Orangensaft, Waschmittel und die Beschichtungen von Filmen, aber auch Rauch oder Nebel.

Je größer Partikel sind, umso stärker macht sich die Schwerkraft bemerkbar. Sie sinken auf den Boden eines Gefäßes. Kolloidales

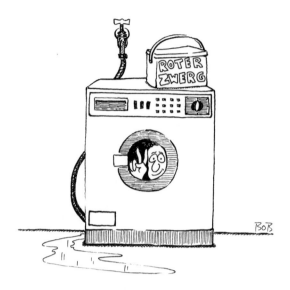

Silber setzt sich nicht auf dem Gefäßboden ab, da sich die elektrisch geladenen Partikel gegenseitig abstoßen und in der Schwebe halten.

Bei kleinen Teilchen, so auch bei Kolloidpartikeln, gibt es noch eine andere Kraft, die das Absinken verhindert. Diese Kraft bezeichnet man als Brown'sche Molekularbewegung. Der schottische Botaniker Robert Brown (1773–1858) hatte nämlich beobachtet und dies 1827 erstmals beschrieben, dass sich kleinste Teilchen in Flüssigkeiten ständig bewegen. Dadurch stoßen sie immer wieder aneinander. Dies verhindert ebenfalls, dass die Teilchen zu Boden sinken und sich dort absetzen. Die Brown'sche Molekularbewegung tritt nur bei Partikeln auf, die kleiner als ein Mikrometer (1 µm = 1 tausendstel Millimeter) sind. Trotzdem sollte man kolloidales Silber vor Gebrauch stets leicht schütteln, um eine optimale Verteilung der Partikel zu gewährleisten.

Schließlich sei noch eine moderne Definition von Kolloiden aus dem *Webster's Third New International Dictionary* (nach Jefferson 2003) wiedergegeben. Demnach ist ein Kolloid „... eine

Substanz (wie ein Aggregat von Atomen oder Molekülen), ob als Gas, Flüssigkeit oder feste Form, in einem Zustand fein verteilter Partikel, zu klein, um in einem herkömmlichen Mikroskop sichtbar zu sein, die in einem Gas, einer Flüssigkeit oder einem festen Medium verteilt ist und sich nicht oder nur sehr langsam absetzt (wie die Flüssigkeitstropfen im Nebel, feste Partikel im Rauch, Blasen im Schaum oder Goldpartikel in Rubinglas)."

Seit wann ist kolloidales Silber bekannt?

Geschichtliches zum medizinischen Einsatz von Silber

Der Begriff *kolloidal* wurde Ende des 19. Jahrhunderts von dem britischen Chemiker Thomas Graham (1805–1869) geprägt. Er hatte ihn aufgrund des auffälligen Aggregationsverhaltens dem griechischen Wort *kolla* für Klebstoff entlehnt. Er wandte den Begriff auf solche Partikel an, die sich durch eine Pergamentmembran abfiltern lassen. Davon grenzte er die Stoffe als kristalloid ab, die eine solche Membran passieren können (zum Beispiel Salz und Zucker). Kolloidales Silber liegt allerdings fein verteilt als Sol vor und hat nichts mit einem Klebstoff zu tun. Obwohl man Graham aufgrund seiner Veröffentlichung im Jahre 1861 später den „Vater der Kolloidchemie" nannte, hatte der berühmte Michael Faraday (1791–1867) schon mindestens fünf Jahre früher ein anderes Kolloid, nämlich kolloidales Gold, zubereitet und beschrieben. Die damalige Herstellung unterschied sich allerdings noch stark von der heutigen.

Wie eingangs bereits erwähnt, erlebt kolloidales Silber zurzeit eine Renaissance. Seine Heilkraft war schon unseren Vorfahren bekannt. Aber wie dies so häufig geschieht, gingen die guten Erfahrungen mit der Zeit verloren. Sie wurden von der modernen medizinischen Entwicklung verdrängt. Wenn wir uns heute wieder auf die Erfahrungen unserer Vorfahren zurückbesinnen wollen, müssen wir uns deshalb auch ein wenig mit der Geschichte des medizinischen Einsatzes von Silber beschäftigen.

Silber ist eines von neun Edelmetallen, von denen außerdem Gold und Platin am besten bekannt sind. Das weiß glänzende, weiche Silber ist das Element mit der besten elektrischen und thermischen (Wärme-) Leitfähigkeit und kommt zwanzigmal häufiger vor als Gold. Es war schon immer begehrt und wurde schon sehr früh zur Herstellung von Schmuck, Tafelgeschirr und Münzen verwendet. Ja, Homer erwähnt sogar silberne Rüstungen. Im

Mittelalter war Gold dreizehnmal so viel wert wie Silber. Vor 100 Jahren erhielt man für ein Kilogramm Gold 28 Kilogramm Silber. Heute liegt der Wert von Silber im Verhältnis zu Gold bei 74 : 1, während es 1999 53 : 1 betrug.

Aber auch in der Medizin fand das Silber Anwendung. Silber – nicht nur in seiner kolloidalen Form – wird schon seit Jahrtausenden in der Medizin eingesetzt. Die Chinesen entwickelten vor mehr als 5 500 Jahren die Akupunktur und verfeinerten sie immer weiter. Setzten sie zunächst noch Hölzer und Dornen ein, um Reizpunkte nach einem bestimmten System zu behandeln, wurden diese später durch Eisennadeln und dann durch Gold- und Silbernadeln ersetzt. Der älteste Fund von Silbernadeln stammt aus dem Grab eines vor etwa 4 000 Jahren verstorbenen Mitglieds der kaiserlichen Familie (vgl. http://de.geocities.com/akutherapeut). Die Akupunkteure stellten fest, dass Gold bei dieser Behandlungsform eher stimuliert und Silber eher beruhigt. Man kann davon ausgehen, dass weltweit Millionen Heilkundige Silbernadeln für die Akupunktur benutzen.

In der Medizin ist seit ungefähr drei Jahrtausenden bekannt, dass Wasser länger trinkbar bleibt, wenn es in Silbergefäßen aufbewahrt wird. Die ersten schriftlichen Hinweise auf die medizinische Bedeutung von Silber*nitrat* stammen aus dem Werk des legendären Gâbir ibn Haiyân as-Sûfî aus der zweiten Hälfte des zehnten Jahrhunderts n. Chr. Auch der in Bagdad ausgebildete Arzt und Philosoph Avicenna (980–1037) wandte Silber vielfältig medizinisch an und beschrieb erstmals die Argyrie (eine Hautverfärbung aufgrund von Silberüberdosierung; vgl. *Welche Nebenwirkungen hat kolloidales Silber?*). Auch der berühmte Paracelsus (1493–1541) maß dem Silber Heilkraft bei und in der Alchemie zählt „Argentum Potabile" zu den Metall-Essenzen, die unter anderem nach seinen Rezepturen hergestellt werden.

Ebenfalls hat Silber in der vor etwa 2 000 Jahren entstandenen ayurvedischen Medizin seinen Platz. Es wird in Form von Asche und als kolloidales Silber zur Verjüngung verwendet, bei Leberbeschwerden und Entzündungen.

Schon vor dem Jahr 1800 wurde Silbernitrat bei Epilepsie, Geschlechtskrankheiten, Akne und Entzündungen eingesetzt, und schon früh benutzte man Silberfolie zur Infektionsvorbeugung nach Operationen. Stifte mit Silbernitrat (Höllenstein) wurden bei der Entfernung von Warzen und Geschwüren eingesetzt.

Die antibiotische Wirkung von Silber wurde auch von unseren Vorfahren praktisch genutzt. Bevor es Kühlschränke gab, war es im Sommer fast unmöglich, Lebensmittel längere Zeit frisch zu halten. Unsere Urgroßmütter legten daher eine Silbermünze in Milch, damit sie nicht so schnell sauer wurde. Diese Frischhaltemethode ist leicht zu verstehen, denn die äußerste Schicht der Silberatome einer solchen Münze reagiert mit Luftsauerstoff zu einer unsichtbaren Schicht Silberoxid. Legt man nun eine Silbermünze in Milch, wandern einige der Silberionen in das flüssige Medium und töten die Milchsäurebakterien, die dafür verantwortlich sind, dass Milch sauer wird.

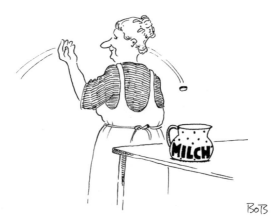

Einige Zeitgenossen haben die bewährte Methode unserer Ahnen inzwischen wieder aufgegriffen. So schreibt James Harrison auf einer Chatseite im Internet (http://www.colloidal-silver.com/food.htm):

„Hier in Texas verdirbt Eistee über Nacht. Ich gebe 1 bis 1½ Unzen [ca. 30–45 ml] kolloidales Silber in den Tee und er hält sich eine Woche, ohne gekühlt werden zu müssen!".

Diese Methode fand schon vor einem halben Jahrhundert Berücksichtigung in einem Standardwerk der Chemie (Römpp 1966): „Man versucht, auch Wasser, Eis, Limonaden und Kunstlimonaden durch kleinste Mengen kolloidalen Silbers haltbar zu machen."

1869 wies der Wissenschaftler Ravelin darauf hin, dass Silber bereits in sehr niedrigen Dosierungen seine antimikrobielle Wirksamkeit entfaltet. Ein anderer Wissenschaftler, Carl von Nägeli (1817–1891), beschrieb diese Eigenschaft mit dem Wort „oligodynamisch", was so viel bedeutet wie „mit wenig aktiv sein". Er fand heraus, dass schon eine Konzentration von nur 0,0000001 Prozent Silberionen genügt, das entspricht $9,2 \times 10^{-9}$ Mol (= 9,2 Nanomol oder etwa 1 Mikrogramm) Silber pro Liter, um die im Frischwasser vorkommende Alge Spirogyra abzutöten. Zum Abtöten von Sporen eines Schimmelpilzes (Aspergillus niger), so fand er heraus, genügen ebenfalls nur 0,00006 Prozent Silberionen, entsprechend $5,5 \times 10^{-6}$ Mol (= 5,5 Mikromol) Silber. Nicht von ungefähr nutzen weltweit viele Krankenhäuser, Hotels und Fluggesellschaften Silberfilter und auch die NASA hat sich bei dem Bau des Spaceshuttle für ein Silbersystem zur Wasseraufbereitung entschieden, ebenso wie es die Russen bei der MIR-Station taten.

Basis für die Wasseraufbereitung mittels Silber ist die Silberung durch das so genannte Katadyn-Verfahren (aus katalytisch und oligodynamisch), das um 1928 entwickelt wurde. Bei dieser Methode wird „Blähsilber" auf einen Träger aufgebracht und dadurch eine sehr große metallische Oberfläche geschaffen (vgl. *Welche Qualitätskriterien gelten für kolloidales Silber?*). Über diese Fläche wird dann das Wasser gefiltert und Krankheitserreger werden abgetötet. Dieses Patent war sogar Basis für die Gründung eines noch heute existierenden Schweizer Unternehmens. Auch zur alginziden Aufbereitung von Brauch- und Badewasser zum Beispiel in Schwimmbädern, das heißt zum Abtöten von Algen, ist die Silberung geeignet.

Im frühen 19. Jahrhundert hatte kolloidales Silber seinen selbstverständlichen Stellenwert in der Medizin. Es zeichnet sich schließlich durch ein äußerst breites Wirkspektrum aus und ist so gut wie frei von Nebenwirkungen. An der damaligen großen Verbreitung hatte nicht zuletzt Alfred Searle Anteil. Der Gründer des Unternehmens Searle Pharma (heute Monsanto) befasste sich intensiv mit der Erforschung der Heilkraft von Kolloiden, darunter auch Silber. Er schrieb 1919 (nach Jefferson 2003): „Die Keimtötung gewisser Metalle in der kolloidalen Zustandform ist nachgewiesen worden. Sie brauchten nur am Menschen angewendet werden und das geschah in zahlreichen Fällen mit erstaunlich erfolgreichem Resultat. (...) Sie haben den Vorteil, schnell tödlich für die Parasiten – bakterielle und andere – zu sein, ohne irgendeinen schädlichen Effekt für den Wirt." Searle fasste in seinem Buch auch etliche wissenschaftliche Arbeiten anderer Autoren über kolloidales Silber zusammen.

Da kolloidales Silber aufgrund der früheren Herstellungsverfahren nicht gerade billig war, wurde dadurch die Verbreitung von Antibiotika begünstigt. Heute kann man kolloidales Silber mit einem Silbergenerator relativ günstig selbst herstellen.

Seit der Entdeckung des Penizillins im Jahre 1928 wurden Tausende verschiedener Antibiotika erforscht. In ihnen sah die moderne Medizin eine Wunderwaffe gegen jeglichen bakteriellen Keim. Während man sich also enthusiastisch dieser Neuentwicklung zuwandte, geriet kolloidales Silber nach und nach in Vergessenheit. Erst als man feststellen musste, dass sich in immer stärkerem Maße resistente Bakterienstämme entwickelten, denen auch mit modernsten Antibiotika nicht mehr beizukommen ist, besann man sich allmählich wieder auf die Vorteile kolloidalen Silbers. Je häufiger ein Antibiotikum verordnet wird, umso leichter können nämlich resistente Bakterienstämme entstehen.

In den 1970er-Jahren erhielt die chirurgische Abteilung der Universitätsklinik in Washington ein Stipendium zur Erforschung verbesserter Versorgungsmethoden von Patienten mit Verbrennungen. Dabei fand man heraus, dass Silber enorme Vorteile gegenüber anderen Stoffen aufweist. Ebenfalls um diese Zeit begannen Wissenschaftler in New York mit Silber beschichtetes Gewebe zur Behandlung komplexer Knocheninfekte zu erforschen.

In der Chirurgie hat Silber seinen Stellenwert zum Beispiel beim Abklemmen von Hirngefäßen oder zum Verschließen von Schädeldachdefekten (Heidenhain-Plastik).

Auch in Deutschland war die besondere Wirkung von Silber lange bekannt. Schon 1881 empfahl beispielsweise der Leipziger Gynäkologe Carl Sigmund Franz Credé (1819–1892), der weit verbreiteten Bindehautentzündung bei Neugeborenen (so genannter Augentripper) durch Einträufeln von Silbernitrat vorzubeugen. Diese Komplikation wurde häufig durch eine Gonorrhöe der Mutter verursacht und konnte durch die neue Methode schlagartig beseitigt werden, weshalb diese so genannte „Credé-Prophylaxe" bei Neugeborenen sogar gesetzlich vorgeschrieben wurde. Auch heute gibt es noch silbernitrathaltige Augentropfen als apothekenpflichtiges Arzneimittel, die bei dieser Indikation zugelassen sind. Credé hatte übrigens festgestellt, dass Silbernitrat noch in einer Verdünnung von 1 : 1 000 innerhalb von fünf Minuten Staphylokokken, Streptokokken und Milzbranderreger abtötet.

Neben dem Silbernitrat verwendete man unter anderem Silberjodid und -chlorid zur Desinfektion, sowie Silberlaktat als adstringierendes und antiseptisches Agens. Silberoxid setzte man früher bei Cholera und Epilepsie ein. Von solchen Silberzubereitungen als Salz hat man inzwischen wegen des großen Nebenwirkungspotenzials jedoch weit gehend Abschied genommen.

In dem Buch „The Body Electric" (Becker und Seldan 1990) wird noch auf eine ganz andere Einsatzmöglichkeit von Silber aufmerksam gemacht. Schon 1812 setzte Dr. John Birch vom

St. Thomas' Hospital in London Elektroschocks zur Heilung eines nicht zusammenwachsenden Schienbeines ein. Becker und seine Kollegen griffen diese Methode um 1980 auf, verwendeten dafür aber Silberelektroden. Sie stellten fest, dass sich durch das Anlegen von Strom bereits ausdifferenzierte Gewebszellen (Fibroblasten, die das Gewebe bilden) wieder in ihren ursprünglichen Zustand (in undifferenzierte Zellen) zurückverwandeln lassen und keinen Gewebeverband bilden. Entfernte man das Silber aus der Nährlösung, bildeten sie sich wieder zu Fibroblasten um und verklumpten gewissermaßen zu neuem Gewebe. Ähnliche Reaktionen beobachteten sie auch bei Verwendung von versilbertem Nylon zur Wundbehandlung. Somit ist die wundheilende Wirkung von Silberionen offenbar darauf zurückzuführen, dass sie eine Gewebsneubildung anstoßen.

In den 1990er-Jahren wurde dann an verschiedenen Zentren das Wundheilungspotenzial von silberbeschichtetem Gewebe untersucht, an das ein leichter Strom angelegt wurde. Aus diesen Forschungen resultierten seit 1996 diverse US-Patente (Jefferson 2003).

Bis in die 1940er-Jahre hinein war Silber in zahlreichen keimtötenden Mitteln enthalten und es gab an die hundert silberhaltige Produkte auf dem Markt (Silverseed 1999). Man unterschied unter anderem milde Silberproteinzubereitungen, in denen nur ein kleiner Teil der 19 bis 30 Prozent des enthaltenen Silbers in Form von Ionen vorlag und starkes Silberprotein mit 7 bis 8,5 Prozent Silber, das aber hochgradig ionisiert war.

Nebenbei bemerkt: Jeder wird noch einen ganz anderen Gebrauch eines Silbersalzes kennen – Silberfulminat (Knallsilber) explodiert schon bei der geringsten Berührung und findet in Knallerbsen Anwendung.

Wogegen wirkt kolloidales Silber?

Erfahrungen bei zahlreichen Erkrankungen

Kolloidales Silber ist ein universelles, fast nebenwirkungsfreies Mittel zur Behandlung einer Vielzahl von Erkrankungen. In zahlreichen Veröffentlichungen wurde nachgewiesen, dass es gegen Bakterien (zum Beispiel Staphylokokken und Streptokokken), Viren und Pilze (zum Beispiel den Hefepilz Candida albicans) wirkt. Diese Erreger werden allesamt innerhalb weniger Minuten durch kolloidales Silber abgetötet.

Interessanterweise bleiben die für den menschlichen Organismus wichtigen „nützlichen" Bakterien im Dickdarm normalerweise verschont, da kolloidales Silber spätestens im Dünndarm resorbiert, das heißt in die Blutbahn oder durch die Lymphe aufgenommen wird. In manchen Fällen ist es aber auch wünschenswert, dass kolloidales Silber im Dickdarm wirkt. Darauf wird in einem späteren Kapitel näher eingegangen (vgl. *Wie wird kolloidales Silber angewendet?*).

Kolloidales Silber kann auch bei Erkrankungen eingesetzt werden, deren Ursachen nicht oder nicht vollständig bekannt sind. Inzwischen wurde die erfolgreiche Wirkung von kolloidalem Silber für ein riesiges Spektrum von Krankheiten beschrieben, nämlich bei mehreren hundert verschiedenen Krankheitsbildern (siehe Tabellen). Vor allem zu Beginn unseres Jahrhunderts wurde seine Wirksamkeit intensiv von zahlreichen namhaften Wissenschaftlern untersucht, die die Ergebnisse in renommierten Medizinzeitschriften wie *Lancet, Journal of the American Medical Association* und *British Medical Journal* veröffentlichten. Courtenay (1997) hat diese beeindruckenden Arbeiten gesammelt und in seinem Buch berücksichtigt.

Nach einer langen Pause, während der das Interesse an Silber und kolloidalem Silber stark zurückgegangen war, ist die Forschung seit einigen Jahren wieder sehr rege. Auf unterschiedlichsten

Wogegen wirkt kolloidales Silber?

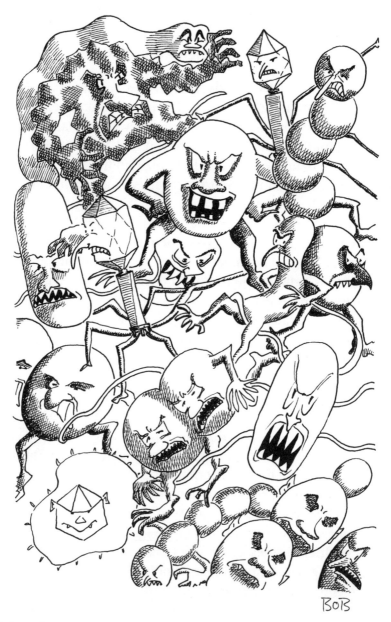

Kolloidales Silber wirkt bei Einzellern, also Viren, Pilzzellen und Bakterien.

Gebieten beschäftigt man sich wieder wissenschaftlich mit der Heilkraft von Silber und belegt dabei auch mit neuen Methoden die alten Befunde und Erfahrungen.

Zu den Erkrankungen, bei denen Erfahrungen mit kolloidalem Silber gemacht wurden, gehören zahlreiche Beschwerden der Augen, der Atemwege, der Haut, des Bewegungsapparates und des Nervensystems. Bedenkt man, dass ein Breitbandantibiotikum (gegen Bakterieninfektionen) oder ein Breitbandantimykotikum (gegen Pilzinfektionen) immer nur einen Teil der Erreger abtöten kann und sich leicht Resistenzen bilden können, ist dies ein enormer Vorteil. Ein Antibiotikum wirkt jeweils nur gegen eine kleine Zahl verschiedener Krankheitserreger und nie gegen Viren. Außerdem ist die Einnahme von kolloidalem Silber so gut wie nebenwirkungsfrei, während chemische Substanzen meist sehr viele und starke Nebenwirkungen haben können.

Die nachfolgenden Tabellen geben einen kleinen Überblick über einige Krankheiten, für die eine Behandlung mit kolloidalem Silber oder Silbersalzen schon vor langem beschrieben wurde. Diese Liste ließe sich anhand neuerer Forschungen immer weiter aktualisieren.

Erkrankungen des Auges

Erkrankung	*Ursache/Erreger*
Augenentzündung (Ophthalmie)	verschiedene Ursachen
Augenlidentzündung (Blepharitis)	z.B. Bakterien, Parasiten usw.
Bindehautentzündung (Conjunctivitis)	verschiedene Ursachen
Hornhautentzündung (Keratitis)	Viren u.a.
Hornhautgeschwür	meist Pneumokokken- oder Pilzinfektion
Tränensackentzündung	verschiedene Ursachen

Erkrankungen der Haut

Erkrankung	Ursache/Erreger
Akne	verschiedene Ursachen
Bromidrosis (übel riechende Schweißabsonderung)	Bakterien
Dermatitis	verschiedene Ursachen
Furunkel	Staphylokokken u.a.
Hautkrebs	verschiedene Ursachen
Hautpilzerkrankungen	verschiedene Hautpilze
Hauttuberkulose (Lupus)	verschiedene Ursachen
Herpes simplex	Herpes-Virus
Herpes zoster (Gürtelrose)	Varicella-Zoster-Virus
Impetigo (eitrige Hautinfektionen)	z.B. Staphylo- oder Streptokokken
Kopfhautpusteln	eitrige Entzündung
Psoriasis (Schuppenflechte)	Erbfaktoren
Rosazea („Kupferfinnen")	viele verschiedene Ursachen
Seborrhöe (vermehrte Talgabsonderung)	Erbfaktoren
Sonnenbrand	übermäßige Sonneneinstrahlung
Urtikaria (Nesselsucht)	Allergene
Warzen	Papilloma-Viren

Erkrankungen des Verdauungstraktes

Erkrankung	Ursache/Erreger
Durchfall (Diarrhö)	verschiedene Ursachen
Gastritis (Magenschleimhautentzündung)	verschiedene Ursachen
Hämorrhoiden	Bindegewebsschwäche (Hauptursache)
Pruritus ani (Juckreiz am After)	verschiedene Ursachen
Ruhr	Shigella-Bakterien
Salmonelleninfektion	Salmonellen

Erkrankungen der Atemwege

Erkrankung	Ursache/Erreger
Influenza (Grippe)	Haemophilus influenzae; Myxovirus influenzae
Keuchhusten	Bordetella pertussis
Legionärskrankheit	Legionella pneumophila
Lungenentzündung	verschiedene Ursachen
Mandelentzündung	meist Streptokokken, teilweise Viren
Nasenkatarrh	Bakterien
Rhinitis (Nasenschleimhautentzündung)	oft Rhinoviren
Rippenfellentzündung	verschiedene Ursachen
Tuberkulose	Mycobacterium tuberculosis

Erkrankungen des Nervensystems

Erkrankung	Ursache/Erreger
Hirnhautentzündung (Meningitis)	verschiedene Ursachen
Ménière-Krankheit	Schädigung des 8. Hirnnerves
Neurasthenie (Erschöpfungszustand)	Überarbeitung und andere äußere Einflüsse

Erkrankungen des Urogenitaltraktes

Erkrankung	Ursache/Erreger
Blasenentzündung (chronisch)	verschiedene Ursachen
Gonorrhöe (Tripper)	Neisseria gonorrhoeae (Gonokokkus)
Leukorrhöe (Weißfluss)	verschiedene Ursachen
Nebenhodenentzündungen	verschiedene Ursachen
Prostatabeschwerden	verschiedene Ursachen

Erkrankungen des Bewegungsapparates

Erkrankung	Ursache/Erreger
Arthritis (Gelenkentzündung)	verschiedene Ursachen
Rheuma	verschiedene Ursachen

Weitere Erkrankungen

Erkrankung	Ursache/Erreger
Blutvergiftung	Blutgifte
Diabetes	Insulinmangel, mangelnde Insulinwirkung
Entzündungen des Gehörganges	verschiedene Ursachen
Furunkel	meist Staphylokokken
Geschwüre	verschiedene Ursachen
Kindbettfieber	verschiedene Bakterien
Lepra	Mycobacterium leprae
Malaria	Plasmodium
Paratyphus	Salmonella paratyphi
Parodontitis (eitrige)	verschiedene Ursachen
Phlegmone	eitrige Zellgewebsentzündungen
Polio (Kinderlähmung)	Polio(myelitis)-Virus
Scharlach	Streptokokken
Sprue	unklare Ursachen
Syphilis	Treponema pallidum
Tetanus (Wundstarrkrampf)	Clostridium tetani
Typhus	Salmonella typhi
Verbrennungen	verschiedene Ursachen

Kolloidales Silber kann zur Behandlung von Krankheiten, aber auch zur Vorbeugung verwendet werden, da es das Immunsystem unterstützt und entlastet.

Von den zahlreichen in der Literatur aufgeführten Krankheiten, die mit kolloidalem Silber behandelt werden oder wurden, seien im Folgenden einige beispielhaft aufgeführt.

Dem heute wieder entdeckten Prinzip der *Wundbehandlung* mit Silberauflagen oder Silberpflastern liegt das gleiche Prinzip wie der Wundbehandlung mit kolloidalem Silber zugrunde. Neben dem 1968 eingeführten Silbersulfadiazin werden heute vornehmlich Silberionen freisetzende Wundauflagen und -verbände verwendet (vgl. Thomas und McCubbin 2003).

Außer der Entzündungshemmung fördern Silberionen auch die Bildung neuen Epithelgewebes und beschleunigen die Wundheilung. Dabei wird in der frühen Heilungsphase mehr Silber von dem Wundgewebe aufgenommen als später. Das hängt offensichtlich damit zusammen, dass das gesunde Gewebe (Epithel) eine Teilbarriere für das Silber darstellt. Es wirkt hier also doppelt, denn der Schutz vor Infektionen nach einer Verbrennung ist von größter Wichtigkeit. Möglicherweise unterstützt kolloidales Silber die Produktion undifferenzierter Zellen, die für den Ersatz gealterter oder geschädigter Zellen erforderlich sind (vgl. *Seit wann ist kolloidales Silber bekannt?*). Dies geschieht möglicherweise durch eine positive Beeinflussung des gesteuerten Zelltodes (Apoptose) durch Silberionen.

In experimentellen Studien wurde festgestellt, dass Silber auch die Bildung spezieller Proteine, so genannte Metallothioneine, in den Epithelzellen stimuliert (Landsdown 2002b). Diese Eiweiße dienen der Entgiftung des Körpers von Schwermetallen wie Kadmium und Quecksilber und fördern die Wundheilung.

Silberfolie aus dünn gewalztem, sterilem Silber wird schon seit etwa 1900 häufig zur Wundbehandlung verwendet (Silber ist nach Gold das dehnbarste Metall und kann zu 0,0027 Millimeter dünnen Blättchen verarbeitet werden). Dadurch werden übermäßige Flüssigkeitsverluste verhindert und die Gewebeneubildung gefördert. Bei Verbrennungen und Verbrühungen ist es aber auch wichtig, Infektionen mit Krankheitserregern vorzubeugen. Auch dazu leistet Silber als Folie und in kolloidaler Form einen wichtigen Beitrag. Es war Dr. William Halstead (1852–1922), einer der Väter der modernen Chirurgie, der Silberfolie zur Wundabdeckung populär machte. Dieses Prinzip wurde bis zum Zweiten Weltkrieg intensiv genutzt, wurde dann aber ein Opfer des Siegeszuges der Antibiotika. Seit einigen Jahren erlebt das Prinzip in Form von mit Silber beschichteten Wundauflagen und Pflastern eine Renaissance (vgl. *Silberstaub und Silberfäden*). Zur antimikrobiellen feuchten Wundbehandlung sind Hydrokolloidverbände als Medizinprodukte erhältlich. Die Wirkung beruht unter anderem auf der Abgabe von Silberionen in die Wunde.

Die *Lyme-Krankheit* (Erythema-migrans-Krankheit) wurde 1976 erstmals in dem amerikanischen Ort Lyme beschrieben. Sie wird meist von Zecken übertragen und durch ein Bakterium, den Spirochäten Borrelia burgdorferi, verursacht. Im Laufe der Erkrankung können kardiale und neurologische Symptome sowie Arthritis an den großen Gelenken auftreten. Courtenay (1997) weist darauf hin, dass Patienten, die drei Jahre oder länger vergeblich mit verschiedenen Antibiotika behandelt wurden, durch eine drei- bis vierwöchige Therapie mit kolloidalem Silber symptomfrei wurden. Die mittlere Dauer, den Körper von dem Erreger zu befreien, betrage drei bis neun Monate. Erschwerend für die Therapie komme allerdings häufig eine Hefeinfektion (durch Candida albicans) hinzu, die eine Verlängerung der Behandlungsdauer erfordere, so Courtenay. Wie bei einer Antibiotikatherapie muss aber bedacht werden, dass ein negatives serologisches Ergebnis nicht zwangsläufig die vollständige Abheilung der Borreliose bedeutet. Versuchen Sie bitte nie, ernsthafte Erkrankungen auf eigene Faust zu behandeln, sondern vertrauen Sie sich einem erfahrenen Arzt oder Heilpraktiker an.

Hautpilzerkrankungen betreffen irgendwann fast jeden Menschen. Sie können von unterschiedlichen Pilzen ausgelöst werden und sehr störend sein. Häufig sind sie mit Juckreiz, Rötungen oder sogar schmerzhaften Hautrissen (Rhagaden) verbunden. Hautpilzerkrankungen stellen für betroffene Menschen oft gleichzeitig ein großes gesundheitliches und kosmetisches Problem dar. Die herkömmliche Behandlung nimmt nicht selten sehr viel Zeit in Anspruch, und häufig kommt es zu Rückfällen. Courtenay (1997) berichtet, dass die Symptome bei lokaler Anwendung mit kolloidalem Silber schon innerhalb von zwei bis drei Tagen in den Griff zu bekommen sind.

Schuppenflechte (Psoriasis) ist eine Krankheit, deren Veranlagung vererbt wird und die als nicht heilbar gilt. Es handelt sich um eine äußerst lästige Erkrankung, die auch psychisch belasten kann. Ihr Ausbruch kann durch verschiedene Faktoren (zu ihnen gehören auch Bakterien und Viren) ausgelöst werden. Die Krankheit äußert sich durch verstärkte Schuppenbildung und tritt vorzugsweise an Ellbogen, Knien, behaartem Kopf, Handtellern und Fußsohlen sowie in Körperfalten auf. Es kann aber auch der ganze Körper befallen sein. Courtenay (1997) beschreibt, dass durch die Anwendung kolloidalen Silbers bereits nach drei Wochen normale Haut nachwächst, die Therapie je nach Vorbehandlung aber auch drei bis achtzehn Monate dauern kann.

Verbreitet sind auch *Entzündungen im Mund*. Sie können das Zahnfleisch, die Zunge oder die Wangen betreffen und verschiedene Ursachen haben. Mitunter sind sie sehr schmerzhaft und störend und können sogar das Sprechen oder Essen erschweren. Es wird berichtet, dass Betroffene sehr schnell durch kolloidales Silber genesen sind. Schon nach kurzer, gering dosierter Anwendung konnten die meisten wieder essen, und ein völliger Rückgang der Infektion wurde nach zwei bis vier Tagen durch viermalige tägliche Einnahme erreicht.

Herpes simplex wird von einem Virus ausgelöst und äußert sich durch immer wieder auftretende örtlich begrenzte, gruppiert stehende Bläschen. Je nach erkrankter Körperregion spricht man von Herpes facialis (Gesicht), Herpes labialis (Lippen), Herpes nasalis (Nase), Herpes buccalis (Wangen) oder Herpes genitalis (Geschlechtsorgane). Auslöser der Symptome sind häufig belastende

Lebenssituationen der Infizierten. Erste Anzeichen eines neuen Schubes sind Juckreiz und Schmerzempfindlichkeit der betroffenen Stelle. Anschließend bilden sich die störenden Bläschen. Laut Courtenay (1997) kann durch topische Applikation (örtliche Anwendung) kolloidalen Silbers bei den ersten Symptomen in der Hälfte der Fälle die Bläschenbildung verhindert werden. Treten sie dennoch auf, dann meist milder als ohne sofortige Behandlung. Auch ihre Rückbildung wird durch kolloidales Silber positiv beeinflusst. Sie verschwinden in der Hälfte der sonst üblichen Zeit wieder.

Auch für *Herpes zoster*, eine andere Viruserkrankung, die unter dem Namen Gürtelrose bekannt ist und sehr schmerzhaft sein kann, wird eine erfolgreiche Behandlung mit kolloidalem Silber beschrieben.

Viele Menschen werden sich fragen, ob kolloidales Silber *AIDS* heilen kann. Je schwerer ein Mensch von einer Krankheit betroffen ist und je aussichtsloser ihre Behandlung ist, desto größer sind die Hoffnungen auf jedes neue Medikament und auf jede neue Behandlungsmethode. Gerade bei HIV-Infektionen konnten in den letzten Jahren durch neue Arzneimittel und durch Medikamentenkombinationen immer bessere Erfolge erzielt werden. So lässt sich der Ausbruch von AIDS deutlich verzögern und auch die Behandlung von Begleiterkrankungen konnte enorm verbessert werden. Heilbar ist AIDS zwar dadurch noch nicht geworden, aber die Lebensqualität der Betroffenen konnte verbessert und ihre Lebenserwartung stark verlängert werden. Es wird zwar beschrieben, dass der AIDS-Erreger, das HI-Virus, genauso wie andere Viren, mit kolloidalem Silber in vitro (im Reagenzglas) abgetötet wird, eine Heilung von AIDS ist damit aber leider noch nicht erreicht. Bei HIV-Infizierten rufen ansonsten harmlose Keime wegen des geschwächten Immunsystems so genannte opportunistische Krankheiten hervor. Daher müsste kolloidales Silber zur Unterstützung des Immunsystems auch für diese Menschen als natürliches Agens geeignet sein, zumal es gut verträglich ist. Viele dieser opportunistischen Erkrankungen werden nämlich durch Einzeller (Bakterien, Pilze oder Viren) ausgelöst. Dazu gehören beispielsweise Cytomegalie-Viren, Herpes simplex-Viren, Candida, Salmonellen, Mykobakterium, Tuberkelbazillus und Toxoplasma. Wenn Sie Interesse an Erfahrungen mit kolloidalem Silber bei AIDS haben, wenden Sie sich am besten an eine regionale Selbsthilfegruppe. Aber auch die Homepage des AIDS Project Los Angeles (vgl. http://www.apla.org) gibt dazu Auskunft.

Im Rahmen des Aufrufes der FDA zu Stellungnahmen bezüglich kolloidalen Silbers (vgl. *Warum die ganze Aufregung?*) wurde auch ein interessanter Beitrag eines Arztes zur Behandlung von *benigner Prostatahyperplasie* (gutartige Vergrößerung der Prostata) eingereicht. Er berichtet von einer doppelblinden klinischen Studie an 22 Männern im Alter von 50 bis 82 Jahren, bei denen er Nokturie (also vermehrten nächtlichen Harndrang) behandelt hatte. Die Patienten berichteten über ein- bis fünfmaliges Aufstehen in der Nacht. 15 Patienten (Verumgruppe) wurden mit kolloidalem Silber und sieben mit einem Plazebo (gefärbtem Wasser) behandelt. Die Dosis betrug je einen Teelöffel eines Fertigproduktes morgens und abends über 19 bis 23 Tage. Vier Patienten aus der Verumgruppe berichteten anschließend über einen Rückgang des nächtlichen Toilettenganges von zwei- bis viermal auf nur noch einmal. Fünf (sowie einer aus der Plazebogruppe) berichteten über eine allgemeine Verbesserung der Nokturie. Anschließend nahmen alle Studienteilnehmer acht Wochen lang einen Teelöffel kolloidales Silber pro Tag. Nach weiteren vier Wochen berichteten 16 Teilnehmer (einer hatte die Studie abgebrochen) von einer Verbesserung, bei fünfen gab es keinen Fortschritt.

Nach den „Milzbrandbriefen" im Anschluss an den Terroranschlag vom 11. September 2001 kam sofort die Frage auf, ob man sich mit kolloidalem Silber gegen den *Milzbranderreger* Anthrax schützen kann. Tatsächlich ist schon seit 1887 bekannt, dass Silber sehr wirksam gegen den Milzbranderreger ist (Bechhold 1919 und Dean 2001). Dieser Erreger war elf Jahre zuvor von dem berühmten Robert Koch (1843–1910) entdeckt worden. Auch wenn er heute eher wegen seiner Arbeiten zur Tuberkulose bekannt ist, verdankte Koch seinen beruflichen Aufstieg der Entdeckung des Milzbranderregers Bacillus antracis im Jahre 1876, denn tatsächlich war dies sein erstes Studienobjekt. Seinen Arbeiten verdanken wir nicht nur den Rückgang von Cholera und Tuberkulose, sondern auch den des hochansteckenden Milzbrandes.

Auch heute noch ist Milzbrand weltweit verbreitet, besonders in Ländern mit wenig intensiver Tierseuchenbekämpfung. Vor allem Menschen, die häufig mit Tieren beziehungsweise Tierkadavern in Berührung kommen (Landwirte, Tierärzte etc.), sind potenziell gefährdet, an Milzbrand zu erkranken. Allerdings haben die „Milzbrandbriefe" Ende 2001 deutlich gezeigt, dass Gefahr auch von anderer Seite droht, denn so sicher wie allgemein angenommen sind die Labors der „zivilisierten Kriegsindustrie" nicht, da die damals verwendeten Erreger ganz offensichtlich aus solchen Labors stammten.

Als Vorbeugemaßnahme wurde in Zusammenhang mit den „Milzbrandbriefen" von offiziellen Stellen bei gefährdeten Personen die frühzeitige Gabe von Antibiotika empfohlen. Allerdings wird davor gewarnt, dies auf eigene Faust zu tun. Im Bedarfsfall sind die Arzneimittel (Penicillin bei Lungen- und Darmmilzbrand bzw. Ciprofloxacin oder Doxycyclin bei Hautmilzbrand) in ausreichender Menge erhältlich.

Zwar gibt es keine Untersuchungen darüber, ob kolloidales Silber bei Menschen oder Tieren die Infektion mit Anthrax verhindern kann, da es den Erreger aber abtötet, kann man davon ausgehen, dass man durch die Einnahme von kolloidalem Silber die körpereigene Abwehr zumindest unterstützen kann. Beim konkreten Verdacht auf Ansteckung mit dem Milzbranderreger muss auf jeden Fall professionelle Hilfe aufgesucht werden.

An dieser Stelle sei noch einmal ausdrücklich betont, dass kolloidales Silber zwar in vielen Fällen wirklich Erstaunliches bewirkt, aber kein Wundermittel ist. Sie können damit viele Erreger – auch vorbeugend – bekämpfen oder die Heilung von Krankheiten unterstützen. Bei ernsthaften Erkrankungen muss jedoch immer professioneller medizinischer Rat eingeholt werden.

Erfahrungsberichte

Fall 1: Frau L. aus C. litt monatelang an einem *„Zahnfleischproblem"* und hatte ständig quälende Schmerzen. Nach Einnahme verschiedener Medikamente bildeten sich Geschwüre im Mund. Am 16. Dezember therapierte sie erstmals mit kolloidalem Silber. Nach eigenen Angaben nahm sie zunächst vermutlich zu viel davon und übergab sich. Sie empfand dies als reinigend für ihren Magen und fühlte sich seither nicht mehr krank. Von da an dosierte sie jedoch nach Vorschrift. Am 22. Dezember entwickelte sich an einem wackeligen Zahn eine Eiterbeule. Die Patientin schnitt ein Baumwolltuch in schmale Streifen, tränkte es mit kolloidalem Silber und presste es zwischen Lippe und Zahnfleisch auf die Entzündung. Das wiederholte sie dreimal über Nacht und konnte anschließend unbeschwert Weihnachten feiern (Courtenay 1997).

Fall 2: Frau C. aus M. litt seit 1978 an einer *Hautallergie.* Zwölf Jahre lang probierte sie verschiedene Cremes und Pasten aus. Später wurde sie gegen Psoriasis (Schuppenflechte) behandelt, aber nichts half. Dann probierte sie kolloidales Silber aus, ohne sich allzu große Hoffnungen zu machen. Sie nahm morgens und abends oral kolloidales Silber ein und rieb sich zusätzlich mit einem silbergetränkten Stoffläppchen die betroffenen Stellen ein. Nach einigen Monaten war sie von den Beschwerden befreit (Courtenay 1997).

Fall 3: Eine Leserin schrieb im Februar 2001 an den VAK: „Ich bin von Beruf MTA-Laborantin, seit sechs Jahren Arzthelferin. (...) Positive Erfahrungen zeigten sich, als ich eine *Herpesinfektion* auskurierte. Nach drei Tagen war die Infektion im Mund und der

Herpes simplex nach fünf Tagen erfolgreich bekämpft. Beginnende *Halsinfektionen* konnte ich im Vorfeld bekämpfen, ohne dass ein grippaler Infekt ausbrach. Natürlich bin ich von der Wirkungsweise und schnellen Heilung angetan."

Fall 4: Ein Anwender von kolloidalem Silber schrieb am 10. März 2002: „Seit wenigen Wochen nehme ich das kolloidale Silber und zwei unglaubliche Dinge sind geschehen." Er hatte sich vor Jahren *Kondylome (Feigwarzen)* weglasern lassen, litt aber noch immer an „dauerhaften Entzündungen sowie unerträglichem Juckreiz. Diese Beschwerden sind, seitdem ich das kolloidale Silber nehme, wie weggeblasen." Außerdem besserten sich bei dem Betroffenen *Kreislaufstörungen* und *Bluthochdruck*.

Dem Internet konnten folgende interessante Erfahrungsberichte entnommen werden. Sie wurden inhaltlich nicht verändert, allenfalls leicht modifiziert (Quelle: *Colloidal Health Solutions Ltd.*, Dunedin, Neuseeland; Stand: 14. Februar 2000):

Fall 5: „Jahrelang war ich anfällig für *Atemwegserkrankungen*. Im Dezember 1998 hatte ich mir schließlich eine Lungenentzündung zugezogen, verursacht durch Staphylokokken. Sie sind sehr gefährlich und resistent gegenüber Antibiotika. Nach sieben Behandlungsversuchen mit Antibiotika und zwei mit Steroiden innerhalb eines halben Jahres existierten die Erreger noch immer und außerdem hatten sich Nebenwirkungen eingestellt. Ich fühlte mich schlechter als zuvor und begann zu verzweifeln. Auch meine Ärztin wusste sich keinen Rat mehr. Da empfahl mir ein Freund kolloidales Silber. Ich nehme es nun seit drei Wochen und vom ersten Tag an besserten sich meine Atemprobleme und mein Husten. Ich fühle mich richtig wohl. Sogar meine Ärztin ist erstaunt und kann keine Staphylokokken mehr nachweisen." (E. McC., 65 Jahre alt)

Fall 6: „Nach einem Motorradunfall vor 14 Jahren entzündete sich mein Bein immer wieder. Deshalb riet mir mein Arzt wiederholt zu einer Amputation. Vor zwei Wochen war es dann wirklich fast so weit. Ich hatte eine derart schlimme *Blutvergiftung*, dass das Bein tatsächlich gefährdet war. Die Alternative wäre mein Tod gewesen. Obwohl ich sehr skeptisch war, hörte ich auf den Rat eines Freundes und probierte kolloidales Silber aus. Ich träufelte es direkt auf die Wunde. Schon nach einer Woche hatten sich die Symptome gebessert, und die Wunde heilte schnell." (J. W.)

Fall 7: „Jahrelang wachte ich morgens aufgrund schmerzhafter *Zahnfleischgeschwüre* auf. Ich hasse Zahnarztbesuche, und entsprechend sieht es auch in meinem Mund aus. Auch bin ich nicht der Typ, der auf alternative Heilmethoden steht. Deshalb wies ich zunächst auch das kolloidale Silber zurück, das mir mein Cousin anbot. Schließlich ließ ich mich dann doch dazu überreden, es einmal auszuprobieren. Und siehe da, am nächsten Morgen hatte ich erstmals keine Schmerzen und keine Entzündungen mehr. Ich bin überwältigt von der raschen Wirkung." (Jerry)

Fall 8: „Ich leide an verschiedenen umweltbedingten *Allergien*. Früher musste ich bei Pollenflug an manchen Tagen unablässig niesen. Seit ich kolloidales Silber als Nasenspray benutze, brauche ich nicht mehr zu niesen und auch die Nebenwirkungen der bisherigen Medikamente entfallen." (M. G., USA, 27.3.1998)

Fall 9: „Im vergangenen Sommer litt ich an einer *Innenohrentzündung*, eine von der Sorte, bei der man durchdreht, mit Fieber und Schmerzen. Normalerweise wird man sie nicht ohne Antibiotika los. Ich nahm zwei bis dreimal täglich etwa 30 ml Silberwasser und träufelte es auch in mein Ohr. Innerhalb von sechs Tagen war sie völlig verschwunden. Ich hatte sogar schon einen Arzttermin vereinbart (für mich eine drastische Maßnahme), habe ihn aber wieder abgesagt, weil ich ihn nicht mehr brauchte." (Mary Smith, USA, vgl. http://www.elixa.com/silver/testmonl.htm)

Weitere interessante Fallberichte führt Jefferson (2003) auf, darunter auch folgende:

Fall 10: Steven J. Geigle berichtet, dass er an *chronischer Sinusitis*, gelegentlicher *Bronchitis*, *Allergien* und *leichtem Asthma* litt. Gegen die Sinusitis wendet er kolloidales Silber als Nasenspray an, gegen die Atemwegsbeschwerden in einem Vernebler, bei Ohrinfektionen als Tropfen und bei Wunden benetzt er einen Verband mit kolloidalem Silber. Sobald er spürt, dass sich eine Infektion ausbreiten könnte, trinkt er mehrere Stunden lang jede halbe Stunde etwas kolloidales Silber, um den Spiegel kurzfristig zu erhöhen.

Fall 11: Lori Mantyla litt jahrelang an schwerer *Akne*. Nachdem sie erfolglos viele Spezialisten aufgesucht und viel Geld ausgegeben hatte, probierte sie kolloidales Silber, womit sie schon nach zwei Wochen Erfolg hatte.

Wie wirkt kolloidales Silber?

Erstickungstod für Krankheitserreger

Man fragt sich, wie ein so einfaches Prinzip wie kolloidales Silber derart universell wirken kann. Beginnen wir jedoch erst einmal bei dem Wirksamkeitsnachweis, bevor wir uns dem Wirkmechanismus zuwenden.

Die antibiotische Aktivität von Silber lässt sich wissenschaftlich ganz einfach nachweisen. Man legt einen Streifen Silber in eine Petrischale (eine Testschale) und füllt diese mit Nähragar, der Testkeime (Bakterien oder Pilzsporen) enthält. Nach einer gewissen Zeit wachsen überall dort, wo sich Keime befunden haben, größere Kolonien der Krankheitserreger. Nur dort, wo sich das Silber befindet, wird das Wachstum gehemmt. Es entstehen so genannte Hemmhöfe. Diese Methode wird zum Beispiel auch bei der Testung von Antibiotika angewendet. Eine andere Möglichkeit besteht darin, in einer Schale den Nährboden mit kolloidalem Silber zu versetzen und in der Vergleichsschale nicht.

Warum aber tötet kolloidales Silber Mikroorganismen ab? Der genaue Wirkmechanismus von Silber ist noch nicht ganz geklärt. Heute geht man davon aus, dass es eher die Silberionen sind, die die keimtötende Wirkung entfalten und nicht Silberatome, denn metallisches Silber ist nicht sehr reaktiv. Das steht aber nicht im Widerspruch zur Verwendung von kolloidalem Silber. Das enthält nämlich neben elementaren Silberpartikeln hauptsächlich Silberionen. Und aus metallischem Silber, also auch aus den Kolloidpartikeln, werden in flüssiger Umgebung ständig Silberionen abgegeben, die ihre antimikrobielle Wirkung entfalten können. Wichtig ist aber, dass man möglichst „reines" Silberwasser ohne Salze verwendet (vgl. *Welche Qualitätskriterien gelten für kolloidales Silber?*). Auf dem gleichen Prinzip beruht die Wundbehandlung mit Silberfolie und anderen Silberzubereitungen (vgl. *Wogegen wirkt kolloidales Silber?*). Aus metallischem Silber werden durch die Wundflüssigkeit Silberionen freigesetzt, die dann ihre Wirkung entfalten können.

Anfang des 20. Jahrhunderts nahm man noch an, dass sich Tausende von positiv geladenen Silberteilchen an die Oberfläche der hundertmal größeren, negativ geladenen Bakterien anheften und diese dadurch abtöten. Das mag teilweise zutreffen, heute wird jedoch davon ausgegangen, dass Silber auf verschiedenen Ebenen antimikrobiell wirkt.

Man weiß beispielsweise, dass Silberionen sehr stark mit einigen schwefelhaltigen Strukturen (Schwefelwasserstoffgruppen = SH-Gruppen) reagieren. Dadurch werden sowohl Strukturen der Zellen zerstört als auch Enzyme funktionsuntüchtig gemacht. Enzyme aber sind an unzähligen Mechanismen in den Zellen beteiligt, ohne die ein Leben nicht möglich ist. Wird die Funktion der Enzyme behindert oder das Enzym zerstört, dann werden auch lebensnotwendige Vorgänge dieser Krankheitskeime behindert, und sie sterben ab. Das funktioniert schon bei sehr niedrigen Dosierungen und man vermutet, dass Bakterien, Trypanosomen und Hefezellen Silber aus niedrig dosierten Flüssigkeiten konzentrieren können und ein Bakterium letztendlich 10^5 bis 10^7 Silberionen enthalten kann, was der Menge seiner Enzyme entspricht (Landsdown 2002a).

In erster Linie wird durch Silberionen die Energiegewinnung von Bakterien- und Pilzzellen beeinträchtigt, indem ihre Atmungskette unterbrochen wird. Dadurch ersticken diese Keime innerhalb weniger Minuten. Sie verlieren Flüssigkeit und Elektrolyte, trocknen aus und schrumpfen.

Aber auch die Nukleinsäuren der Bakterien, die wichtige Bausteine ihrer Erbinformationen (RNA und DNA) darstellen, werden von Silber beeinflusst. Offenbar verhindert die Bindung von Silber die Vermehrung der Erbsubstanz, indem die RNA bzw. DNA stabilisiert wird. Dadurch wird die für die Zellvermehrung notwendige

Abschrift der Erbinformationen verhindert. Eine solche Interaktion soll daher mitverantwortlich, wenn nicht sogar maßgeblich für die antibakterielle Wirkung sein (Landsdown 2002a).

Diskutiert wird auch ein durch Silber verursachtes Ablösen der Zellmembran von der Zellwand (Wulf und Moll 2004). Ebenfalls kann Silber auch an viele andere Zellbestandteile der Bakterien binden und dadurch deren Funktion beeinträchtigen. Außerdem wird möglicherweise die Aufnahme von Phosphat in die Zellmembran gehemmt, Phosphat läuft aus und die Bakterienzelle wird nachhaltig geschädigt.

Nachfolgend eine Übersicht über die wahrscheinlichen Wirkmechanismen von Silberionen bei Bakterien (vgl. Gühring 2000):

- Wechselwirkung mit der Erbsubstanz:
  - Bildung von DNA- und/ oder RNA-Silberkomplexen
  - Zerstörung von Nukleinsäuren
  - Hemmung der Abschrift der Erbinformation
- Wechselwirkung mit Aminosäuren, Proteinen und Enzymen:
  - Bindung an Schwefelwasserstoffe (SH-Gruppen)
  - Zerstörung lebenswichtiger Enzyme
- Beeinträchtigung der Energiegewinnung:
  - Reaktion mit Cytochromen (= Bestandteile der Atmungskette)
  - Beeinflussung des Elektronentransportes
- Wechselwirkung mit der Zellmembran:
  - Veränderung der Durchlässigkeit
  - Hemmung der Phosphataufnahme
  - Flüssigkeitsverlust und Austrocknung der Zelle

In Hefezellen scheint noch ein weiterer Wirkmechanismus zu greifen. Für den Aufbau ihrer Zellwand ist ein bestimmtes Enzym von entscheidender Bedeutung, die Phosphomannoseisomerase. Fehlt sie, verliert die Zelle etliche lebenswichtige Inhaltsstoffe.

Mithilfe von Silber kann dieses Enzym bei Hefezellen gehemmt werden, allerdings nicht bei dem Bakterium Escherichia coli (Landsdown 2002a).

Nun werden Sie zu Recht fragen, warum Silber nicht auch unsere Zellen zerstört. Zellen von Vielzellern (also Mensch und Tier) sind meist viel größer als die von Einzellern und daher auch ein viel größerer „Gegner" für kolloidales Silber. Außerdem enthalten unsere Zellen größere Mengen gleicher Funktionseinheiten. Um vergleichbare Vergiftungseffekte hervorzurufen wie bei Einzellern, bedarf es bei Vielzellern daher viel höherer Konzentrationen kolloidalen Silbers (Alt et al. 2003).

Und es kommt noch ein Aspekt hinzu. Bei Bakterien befinden sich die wichtigen Bestandteile der Atmungskette (Enzyme zur Energiegewinnung) an der Zellaußenseite und sind daher für das Silber leichter zugänglich. Bei unseren Zellen befinden sich diese Enzyme hingegen in der Zelle in der Mitochondrienmembran. Diese muss also erst einmal erreicht werden. Außerdem verfügen unsere Zellen über viele Mitochondrien. Warum unsere Zellen nicht zerstört werden können, wird klar, wenn man theoretisch das Mitochondrium mit einem Bakterium gleichsetzt: Während kolloidales Silber Bakterien schon in niedrigen Konzentrationen abtöten kann, bedarf es sehr hoher Konzentrationen, um die Energiegewinnung unserer Zellen zu schädigen, da dort unzählige Mitochondrien vorhanden sind.

Immer wieder findet man den Hinweis, dass kolloidales Silber Bakterien innerhalb von sechs Minuten abtötet. Wie so häufig, stand diese Zahl irgendwann im Raum und wurde von vielen Autoren übernommen. Sie geht wohl auf eine Aussage von Henry Crookes aus dem Jahre 1914 zurück: „Ich kenne keine Mikrobe, die in Laborversuchen nicht in sechs Minuten abgetötet wird." (zitiert nach Jefferson 2003). Man sollte diese Angabe nicht allzu wörtlich nehmen. Die Wirkung kann durchaus auch längere Zeit in Anspruch nehmen. Gibbs testete beispielsweise verschiedene

Erstickungstod für Krankheitserreger

Silbersuspensionen und fand heraus, dass die besten durchaus fast anderthalb Stunden brauchten, um 500 Bakterienkolonien auf zehn zu reduzieren. Dieser Befund sollte uns aber nicht schrecken. Wichtig ist ja letztendlich die Erfahrung, dass kolloidales Silber wirkt.

Wie wird kolloidales Silber angewendet?

Metall mit unbegrenzten Möglichkeiten

Ein besonderer Vorteil von kolloidalem Silber ist, dass es nicht nur universell eingesetzt, sondern auch entsprechend der jeweiligen Erkrankung appliziert, d.h. angewendet, werden kann. Da es sehr gut verträglich ist, sind den Einsatzmöglichkeiten kaum Grenzen gesetzt.

Die äußere Anwendung kommt bei Hauterkrankungen wie Akne, Warzen, offenen Wunden, Herpes, Psoriasis (Schuppenflechte), Fußpilz und ähnlichen Beschwerden infrage. Bei solchen Erkrankungen können die betroffenen Stellen mit einem mit kolloidalem Silber getränkten Läppchen eingerieben werden. Eine andere bewährte Methode ist das Anlegen eines mit kolloidalem Silber getränkten Verbandes, zum Beispiel bei Warzen, Schnitt- und Schürfwunden.

Für die systemische Anwendung muss kolloidales Silber oral eingenommen, das heißt getrunken werden. Da es fast geschmacklos ist (manche Menschen empfinden den Geschmack als leicht metallisch), ist dies kein Problem. Es empfiehlt sich allerdings, die Flüssigkeit nicht sofort herunterzuschlucken, sondern sie zunächst einige Sekunden lang unter der Zunge (sublingual) zu behalten. Dadurch wird ein Teil des kolloidalen Silbers vom Körper bereits über die Mundschleimhaut aufgenommen. So kann verhindert werden, dass im Darm möglicherweise einige der für die Verdauung wichtigen Bakterien abgetötet werden.

Die orale Anwendung empfiehlt sich beispielsweise bei Parasiten- und Hefepilzbefall (Candida), chronischer Müdigkeit und bei Bakterien- und Virusinfektionen, aber auch bei vielen anderen Erkrankungen.

Auch intravenös wurde kolloidales Silber angewendet (vgl. *Hilft kolloidales Silber auch Tieren?*). 1918 veröffentlichte zum

Metall mit unbegrenzten Möglichkeiten

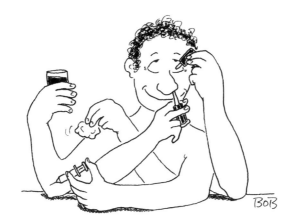

Beispiel der Wissenschaftler T. H. Anderson Wells in der renommierten Medizinzeitschrift *Lancet*, dass er dies bei einer Blutvergiftung getan habe. Auch nach mehrmaliger Gabe im Abstand von 48 Stunden waren keine Nebenwirkungen festzustellen (nach Courtenay 1997).

Bei Erkrankungen des Mund- und Rachenraumes (Zahnfleischentzündungen, Erkältungen usw.) ist es sinnvoll, mit kolloidalem Silber zu gurgeln und zu spülen. Silverseed (1999) empfiehlt die Anwendung mittels elektrischer Munddusche. Es gibt sogar ein Patent auf ein Mundhygieneprodukt, das kolloidales Silber und Wasserstoffsuperoxid enthält (zu diesem neu entdeckten Heilmittel vgl. Pies 2004).

Auch als Augentropfen ist kolloidales Silber geeignet. Es kann bei Bindehautentzündung und anderen Entzündungen des Auges eingeträufelt werden.

Soll kolloidales Silber im Dickdarm wirksam werden, muss es möglichst schnell mit viel Flüssigkeit getrunken werden, damit es nicht vorher schon vollständig resorbiert wird. Anschließend ist es wichtig, die natürliche Darmflora durch Joghurt oder Ähnliches wieder zu regenerieren.

Weitere Anwendungsmöglichkeiten sind die vaginale und die rektale Gabe, aber auch als Nasen- und Inhalationsspray ist die Substanz geeignet.

Da kolloidales Silber selbst bei empfindlichen Geweben wie den Augen keine Reizung hervorruft, ist es gut als Erste-Hilfe-Spray bei Schnittwunden, Entzündungen, Verbrennungen und Insektenstichen verwendbar.

Silverseed (1999) nennt weitere Anwendungsmöglichkeiten im Haushalt zum Reinigen, Waschen, zur Oberflächendesinfektion, ja sogar um Gerüche (zum Beispiel in Bad und WC) zu beseitigen. Man kann aber auch Lebensmittel durch Besprühen mit kolloidalem Silber länger frisch halten und durch die Zugabe von einigen Tropfen in Wasser oder Säfte lassen sich diese ebenfalls haltbarer machen.

Wie wird kolloidales Silber dosiert?

Individuelle Dosierung ist wichtig

Allgemein bekannt ist der Hinweis „weniger ist mehr", obwohl viele Menschen oft gerne nach dem Motto „viel hilft viel" verfahren. Da kolloidales Silber schon in kleinsten Mengen Krankheitserreger abtötet, sollte man bei seiner Verwendung eher das Prinzip „weniger ist mehr" verfolgen. Je nach Art der Beschwerden kann aber auch – zumindest vorübergehend – eine höhere Dosierung notwendig sein. So setzen Heilpraktiker und Ärzte bei chronischen, langwierigen Erkrankungen eher hohe Konzentrationen ein, während bei akuten Erkrankungen (zum Beispiel bei einer Erkältung) und bei sehr sensiblen Menschen auch mit sehr niedrigen Konzentrationen gute Erfolge beobachtet wurden.

Wichtig ist auf jeden Fall, reines kolloidales Silber ohne Zusätze wie Salz oder Proteine zu verwenden. Außerdem kommt es auf Anzahl und Größe der in dem Sol befindlichen Kolloidpartikel an. Je reiner kolloidales Silber ist und je kleiner die einzelnen Teilchen sind, umso weniger benötigt man davon. Oft genügen zum Abtöten von Krankheitskeimen schon einige wenige Partikel bzw. Ionen. Äußerlich angewendet sind höhere Konzentrationen sinnvoll, bei innerlicher Anwendung genügen erfahrungsgemäß geringere Konzentrationen.

Da die Konzentrationsangaben leicht verwirren können, wollen wir uns zunächst etwas näher damit vertraut machen. Oft wird die Konzentration von kolloidalem Silber in ppm (parts per million = Teile pro Million) angegeben. Diese Ausdrucksweise entspricht zwar nicht dem internationalen Einheitensystem (SI-System), ist aber gängig. Mit ppm bezeichnet man dabei die Anzahl der Wirkstoffanteile auf eine Million Teile des Lösungs- oder Suspensionsmittels. Bei festen Stoffen sind das Gewichtsanteile, bei Flüssigkeiten und Gasen hingegen Volumenanteile. Dem SI-System gemäß müsste man die Konzentration in Gramm pro Tonne (g/t) angeben. Für kolloidales Silber bedeutet demnach ein Teil pro Million (ppm):

1 Gramm	Silber pro	1 000 000 Gramm	(= 1 000 Liter) Wasser
1 Gramm	Silber pro	1 000 Kilogramm	(= 1 000 Liter) Wasser
1 Milligramm	Silber pro	1 Kilogramm	(= 1 Liter) Wasser
1 000 Mikrogramm	Silber pro	1 Kilogramm	(= 1 Liter) Wasser
1 Mikrogramm	Silber pro	1 Gramm	(= 1 Milliliter) Wasser

Lautet die Empfehlung also zum Beispiel, ein Glas Wasser [normalerweise etwa 200 Milliliter (= 0,2 Liter)] mit 1 ppm kolloidalem Silber einzunehmen, bedeutet dies, dass in diesem Glas Wasser 200 Mikrogramm oder 0,2 Milligramm kolloidales Silber enthalten sind.

Will man die gleiche Menge an kolloidalem Silber in konzentrierter Form zu sich nehmen, um sie beispielsweise gezielt über die Mundschleimhaut einwirken zu lassen, muss man natürlich von einer entsprechend höheren Konzentration ausgehen. Ein gut gefüllter Teelöffel fasst knapp 5 ml Wasser. Wenn darin ebenfalls 200 Mikrogramm kolloidales Silber enthalten sein sollen, muss die Konzentration 40 ppm betragen. Courtenay (1997) empfiehlt zum Beispiel 15 bis 25 Mikrogramm kolloidales Silber einzunehmen. Das entspricht dann auf 5 Milliliter grob umgerechnet etwa 3 bis 5 ppm. Auch Silverseed (1999) empfiehlt als Erhaltungsdosis, jeden dritten oder vierten Tag dreißig bis sechzig Milliliter Wasser mit wenigen ppm kolloidalen Silbers. Bei Bedarf kann diese Dosis dann auf mehrere Unzen (eine Unze = ca. 30 Milliliter) erhöht werden.

Individuelle Dosierung ist wichtig

Man kann sich den Begriff ppm sehr leicht veranschaulichen. Legt man einen Apfel in ein Gefäß mit einer Million Wassermolekülen, dann hat man eine Apfelkonzentration von 1 ppm. Schneidet man den Apfel nun entzwei, beträgt die Konzentration 2 ppm (zwei Teile Apfel auf eine Million Teile Wasser). Gleichzeitig hat man die Apfeloberfläche stark vergrößert. Viertelt man den Apfel, erhält man 4 ppm bei noch größerer Oberfläche und so weiter.

Gerade in den letzten Jahren gibt es in Deutschland sehr positive Erfahrungen mit – zumindest vorübergehend – hoch dosiertem kolloidalem Silber. So liegen Berichte aus einer Naturheilpraxis aus Heilbronn vor, in der die Mitarbeiter zunächst an sich selbst „100 ppm bis zu vier mal täglich in Mengen von 200 ml angewandt" haben und „keinerlei Nebenwirkungen feststellen" konnten. Diese Praxis vertritt die These, „dass bei Erwachsenen Mengen von 150 bis 200 ml angebracht und zu vertreten sind, um Erfolge zu sichern". Argyrie tritt demnach vornehmlich bei „einer eingeschränkten oder eingestellten Nierenfunktion" auf. Tatsächlich wurden in dieser Naturheilpraxis beachtliche Erfolge mit kurzfristig hochdosiertem kolloidalem Silber erzielt, wie die folgenden Berichte zeigen:

„Wir haben von Anbeginn der Erprobungen bei allen infektiösen Erkrankungen Mengen von 50–200 ml kolloidales Silber mit einer Konzentration von 25 ppm mehrmals täglich angewendet und damit in einer maximalen Anzahl der Fälle durchschlagende Erfolge erzielt, ohne irgendwelche negativen Nebenwirkungen zu beobachten."

Fall 1: „14-jähriges, mehrfach behindertes Mädchen mit rezidivierenden *Pneumonien*, am Ende seit Monaten nicht mehr fieberfrei, in der Sputumkultur (Speichel) Pseudomonas aeroginosa, antibiotikaresistent. Vorgeschlagen zur Dauerbeatmung. Nach nur drei Tagen Gabe kolloidalen Silbers, dreimal 100 ml über PEG auf leeren Magen, fieberfrei. Seither Gabe von zweimal 50 ml, 25 ppm.

Kein Rezidiv seit drei Monaten, die früher aufgetretenen Zyanosen (Blaufärbung der Haut aufgrund von Sauerstoffmangel) traten nicht mehr auf. Wesentliche Befundbesserung. Nebenwirkungen wurden nicht beobachtet."

Fall 2: „18-jähriges Mädchen, seit Jahren wiederkehrende *Nierenbeckenentzündung* mit vorhergegangenen Blasenentzündungen. Wiederholte Antibiotikagaben erfolglos. Nahm auf Empfehlung dreimal einen Teelöffel kolloidales Silber. Befundverbesserung, Urin aber nicht keimfrei. Vier Tage lang dreimal 150 ml kolloidales Silber: Urin keimfrei."

Fall 3: „Mann, 42 Jahre, seit vier Wochen starke *Halsschmerzen*. Anfangstherapie mit Amoxicillin ohne Erfolg, danach Umstellung auf ein Breitbandantibiotikum. Beschwerden bestehen weiter. Nach drei Tagen kolloidales Silber dreimal 150 ml – zuerst gegurgelt und danach geschluckt – beschwerdefrei."

Diese Fallberichte zeigen sehr deutlich, dass unter der Anleitung erfahrener Heilpraktiker oder Ärzte auch mit hochdosiertem kolloidalem Silber gearbeitet werden kann. Dabei muss noch einmal betont werden, dass die Dosierung – wie so oft – von der Erkrankung und dem Individuum abhängt.

Die von Courtenay (1997) empfohlenen Konzentrationen genügen im Übrigen auch den Empfehlungen der amerikanischen Gesundheitsbehörde, die als Obergrenze der täglichen Silberaufnahme für einen 70 Kilogramm schweren Menschen 350 Mikrogramm festgelegt hat. Die von ihm empfohlene Tagesdosis beträgt also lediglich 4,3 bis 7,1 Prozent dieser Obergrenze und ist nach diesen Kriterien als unproblematisch einzustufen. Selbst bei einem Kind von 5 Kilogramm Körpergewicht sind der amerikanischen Behörde gemäß 25 Mikrogramm zulässig. Dennoch sollte man bei Kindern selbstverständlich besondere Vorsicht walten lassen und die Dosis reduzieren. Die guten Erfahrungen mit hochdosiertem kolloidalem Silber basieren auf der vorübergehenden Überschreitung der von der FDA genannten Höchstwerte um mehrere Zehnerpotenzen.

Individuelle Dosierung ist wichtig

Nach Aussage der Behandler wurden damit auch in aussichtslosen Fällen gute Erfolge ohne Nebenwirkungen erzielt. Es sei hier jedoch noch einmal betont, dass es sich dabei um erfahrene Anwender handelt. Nehmen Sie bitte kolloidales Silber auf keinen Fall ohne fachliche Anleitung oder auf Dauer in hohen Dosierungen ein.

Bezüglich der Art der Einnahme gibt es unterschiedliche Empfehlungen. Da es wichtig ist, auf jeden Fall zusätzlich zu kolloidalem Silber genügend Flüssigkeit zu sich zu nehmen, lautet eine Empfehlung, die Tagesdosis in einer großen Menge Wasser einzunehmen. Man kann sie zum Beispiel in einen Liter Wasser geben und diesen über den Tag verteilt trinken. Nachteilig dabei ist, dass die Ladung der Kolloidpartikel auf diese Weise verringert werden kann.

Eine andere Empfehlung lautet daher, eine kleine Menge hochkonzentrierten kolloidalen Silbers eine Weile im Mund zu behalten oder damit zu gurgeln und es anschließend herunterzuschlucken. Dadurch kann das Silber über die Mundschleimhaut resorbiert werden. Auch hier ist es wichtig, anschließend zusätzlich viel Wasser zu trinken.

Um einen Grundspiegel zu erzielen, genügt es bei den meisten Erwachsenen, anfangs vier bis sieben Tage lang einen Teelöffel mit 15 bis 25 Mikrogramm kolloidalem Silber täglich einzunehmen. Anschließend kann die Dosierung auf etwa einen halben Teelöffel reduziert werden. Für Kinder und Säuglinge muss die Dosis entsprechend verringert werden.

Dabei ist es durchaus sinnvoll, in bestimmten Krisensituationen eine Art Silberkur durchzuführen und dann wieder zu pausieren, um das eigene Immunsystem nicht zu sehr zu entlasten. Es kann beispielsweise sinnvoll sein, den Körper in der kalten Jahreszeit vorbeugend mit kolloidalem Silber zu immunisieren und dazu vorübergehend die Dosis leicht zu erhöhen. Courtenay (1997) empfiehlt, die Tagesdosis kolloidalen Silbers bei chronischen Erkrankungen für einen bis anderthalb Monate zu verdoppeln oder zu verdreifachen und dann wieder auf das Normalmaß zu reduzieren. Zugleich sollte man belastende Lebensmittel, die viel Zucker und gesättigte Fettsäuren enthalten, meiden. Selbstverständlich sollten Betroffene bei chronischen Erkrankungen auf jeden Fall professionelle medizinische Hilfe in Anspruch nehmen.

Jefferson (2003) schreibt, dass manche Anwender regelmäßig „etwa einen Teelöffel 5 ppm (etwa 50 Mikrogramm) kolloidales Silber einnehmen", um Krankheiten vorzubeugen. Andere wiederum nehmen es nur im Bedarfsfall, und zwar 30 Milliliter mit einer Konzentration von 5–10 ppm. Dabei variiert die Bandbreite der gesamten Tagesdosis (24 Stunden) zwischen einer und sechzehn Unzen (eine Unze = etwa 30 Milliliter)! Bei schweren und chronischen Krankheiten kann die Einnahme laut Jefferson über einen Zeitraum von drei Wochen bis zu vier Monaten oder noch länger fortgeführt werden.

Jeder Mensch wird schnell selbst herausfinden, welche Dosis sein Körper benötigt, um ausreichend Widerstandskräfte sammeln zu können. Es ist wie bei allen Therapieformen so, dass jeder Patient und jede Patientin eine ganz individuelle Dosierung benötigt. Jeder muss verantwortungsbewusst mit seiner Gesundheit umgehen. Dazu gehört auch der überlegte Gebrauch von kolloidalem Silber.

Einige Wissenschaftler vermuten übrigens einen direkten Zusammenhang zwischen der Silberkonzentration im Körper eines Menschen und dem Zustand seines Immunsystems. Demnach werden Menschen, deren Organismus einen geringen Silbergehalt aufweist, öfter krank als solche mit hohem Silbergehalt. Die natürliche Silberkonzentration – ohne medikamentöse oder industrielle Belastung – wurde von einer australischen Forschergruppe mit einer Spezialmethode ermittelt (Wan et al. 1991). Man fand folgende Werte:

Individuelle Dosierung ist wichtig

Blut	weniger als 2,3 Mikrogramm pro Liter
Urin	weniger als 2 Mikrogramm pro Tag
Leber	weniger als 0,05 Mikrogramm pro Gramm Feuchtgewebe
Niere	weniger als 0,05 Mikrogramm pro Gramm Feuchtgewebe

Nicht zutreffend ist aber die gelegentlich zu findende Behauptung, Silber gehöre zu den Spurenelementen (wie etwa Selen).

Wie wird kolloidales Silber hergestellt?

Moderne Methoden liefern bessere Qualität

So gut wie jeder Stoff kann prinzipiell durch zwei Verfahren als Kolloid zubereitet werden. Um die erforderliche Partikelgröße zu erzielen, kann man den Stoff entweder zerkleinern (Dispersionsmethode) oder kleinste Teilchen werden zu größeren Kolloidpartikeln vereinigt (Kondensationsmethode). Eine Kondensation liegt zum Beispiel beim Nebel vor, wo Staubteilchen als Kondensationskerne für die Nebeltröpfchen dienen können. Ein Beispiel für Dispersion ist das heute nicht mehr übliche Zermahlen von Silber in einer „Kolloidmühle" oder die Entstehung von Kohlestaub aus fester Kohle. Andere Möglichkeiten der Dispersion sind Homogenisieren, elektrische Zerstäubung von Metallen (auch Silber), Ultraschall und Peptisation (enzymatische Spaltung).

Für die Wirksamkeit von kolloidalem Silber ist es wichtig, wie es hergestellt wurde. Es kann durch Mahlen, chemisch oder elektrokolloidal hergestellt werden. Manche Autoren sprechen im letzten Fall auch nicht ganz korrekt von elektrochemischer oder elektromagnetischer Herstellung. Dieses mittels spezieller Generatoren gewonnene kolloidale Silber kommt ohne Zusatz von Proteinen oder Salzen aus und enthält besonders kleine Silberpartikel.

Bis in die 1930er-Jahre hinein war die Herstellung kolloidalen Silbers noch äußerst teuer. 10 Gramm kosteten umgerechnet bis zu 35 €. Erst modernere Herstellungsmethoden ermöglichten es, kolloidales Silber zu erschwinglichen Preisen anzubieten. Da eine elektrokolloidal hergestellte Suspension viel kleinere Partikel enthält als zum Beispiel gemahlenes Silber, zieht man es diesem heute vor.

Der Chemiker Prof. Römpp (1966) beschreibt eine Art der Herstellung kolloidalen Silbers im Labor sehr anschaulich: „Nähert man z.B. zwei 2–3 mm dicke Silberdrähte in eisgekühltem Wasser mit den Spitzen auf 2–3 mm, so entsteht nach Durchgang eines

Moderne Methoden liefern bessere Qualität 57

Stroms von etwa 110 V und 4–12 A ein grünleuchtender Lichtbogen u. der Silberdraht wird gleichzeitig zu braunen od. olivgrünen Wolken von kolloidalem Silber dispergiert." Da diese Versuchsanordnung auf den Heidelberger Chemiker Georg Bredig (1868–1944) zurückgeht (Bredig 1898a und 1898b), spricht man auch vom Bredig-Apparat und manche Menschen sprechen von nach der Bredig-Methode hergestelltem Silber, wenn sie elementares kolloidales Silber meinen. Das ist jedoch nicht ganz korrekt, denn es gibt große Unterschiede zwischen dem Bredig-Apparat und der Herstellung kolloidalen Silbers mittels Silbergeneratoren:

Bredig-Apparat	*Silbergenerator*
Abstand der Elektroden im Millimeterbereich	Abstand der Elektroden im Zentimeterbereich
Elektrischer Lichtbogen mit mechanischer Ablösung elementaren Silbers (und Entstehung von etwas Silberoxid)	Elektrolyse mit Bildung von Silberionen und metallischem Silber
Etwa 100 Volt, 4 bis 10 Ampere, 400 Watt bis 1 Kilowatt	Etwa 30 bis 40 Volt, 1 bis 30 Milliampere, 30 Milliwatt bis 1,2 Watt
Hochspannung, Starkstrom	Niedrigspannung, Schwachstrom
Es können Silbermengen im Bereich von Gramm bis Kilogramm hergestellt werden.	Es können Silbermengen bis zu einigen Milligramm hergestellt werden.

Heutige Anwender haben es bedeutend besser als unsere Vorfahren. Ihnen stehen moderne Geräte zur Verfügung, die das eigene Herstellen von kolloidalem Silber innerhalb kürzester Zeit ermöglichen. Die genaue Vorgehensweise wird in den jeweiligen Gebrauchsanweisungen der Gerätehersteller beschrieben. Daher soll hier eine knappe Beschreibung des Prinzips genügen.

Bei den Silbergeneratoren wird elektrischer Strom an zwei Silberstäbe (Elektroden) angelegt, die in destilliertes Wasser gehängt werden. Einer der Drähte fungiert als Anode (Pluspol), der andere als Kathode (Minuspol). Der Strom erzeugt neben der Ablösung von Silberpartikeln (Ag^0) auch positiv geladene Silberionen (Ag^+). An der Kathode entsteht Wasserstoffgas und die dort benötigten Elektronen werden von der Anode ersetzt, wenn Ag^+ gebildet wird. „Wenn ein elektrischer Strom durch Silber fließt, verlieren einige Silberatome an der Grenzfläche zum Wasser ein Elektron und werden dadurch in ein Ion umgewandelt. Während metallisches Silber nicht wasserlöslich ist, sind es Silberionen, sodass sich diese einfach in Wasser lösen und eine ionische Silberlösung produzieren. Das ist der Elektrolyseprozess. Mit dem Elektrolyseprozess nehmen einige Ionen in unmittelbarer Nähe zur Anode ein Elektron von dem durchfließenden Strom auf und werden von einem Ion in ein Atom zurückverwandelt. Diese Atome werden von anderen ähnlichen Atomen durch Van der Waal'sche Kräfte angezogen und bilden so kleine Metallpartikel. So werden durch die Elektrolyse also sowohl Ionen als auch Partikel gebildet." (Key und Maas 2000)

Die positiv geladenen Kationen wandern zum negativ geladenen Minuspol (Kathode), wo sie Elektronen aufnehmen, die negativ geladenen Anionen wandern zur positiv geladenen Anode. Dort wo Kationen und Anionen vorliegen, versuchen sie gegenseitig ihre Ladung auszugleichen. Wenn kein Salz vorhanden ist, ergänzen sich die positiv geladenen Silberionen (Ag^+) mit den negativ geladenen Hydroxidionen (OH^-). Gibt man aber Salz (zum Beispiel Kochsalz) dazu, bildet sich Silberchlorid, was man an einer weißen Wolke erkennen kann. Falls Sie diesen Nachweis mit Ihrem kolloidalen Silber einmal führen wollen, sollten Sie die Lösung anschließend aber bitte nicht mehr trinken. Laut Frank Key (Beitrag in Jefferson 2003) ist die Löslichkeitskonstante für Silberhydroxid $1{,}52 \times 10^{-8}$. Das bedeutet, dass in einem Liter reinen

Moderne Methoden liefern bessere Qualität

Kathode (Minuspol)	Anode (Pluspol)
Ein Silberion (Ag$^+$) und ein Elektron (e$^-$) bilden ein Silberatom (Ag) (= Reduktion des Silber(kat)ions zum Silberatom).	Ein Silberatom (Ag) wird in ein Silberion (Ag$^+$) und ein Elektron (e$^-$) gespalten (= Oxidation des Silberatoms zum Silber(kat)ion).
Ein Wassermolekül (H$_2$O) wird in ein Proton (H$^+$) und ein Hydroxidion (OH$^-$) gespalten.	Aus vier Hydroxidionen (4OH$^-$) entstehen ein Wassermolekül, ein Sauerstoffmolekül (O$_2$) und vier Elektronen (4e$^-$).
Zwei Protonen (2H$^+$)und zwei Elektronen (2e$^-$) bilden ein Wasserstoffmolekül (H$_2$).	
Aus zwei Hydroxidionen (2OH$^-$) und zwei Silberionen (2 Ag$^+$) wird ein Molekül Silberoxid (Ag$_2$O) und ein Molekül Wasser (H$_2$O).	

Wassers (ohne Salzzusätze) 9,2 x 10^{22} (= 92 mit 21 Nullen) Silberionen gelöst sein können, ohne auszufallen.

Mit einem entsprechenden Generator hat man die Möglichkeit, sich seine eigene, ganz persönliche „Privatklinik" anzuschaffen. Mittlerweile werden auch in Deutschland solche Generatoren für unter 200 Euro angeboten, während es bei Erscheinen der Erstauflage dieses Buches noch fast unmöglich war, solche Geräte zu kaufen. Manche sprechen bei mittels Silbergenerator produziertem Silber, zur Unterscheidung von dem nicht ganz wissenschaftlichen Ausdruck kolloidales Silber, inzwischen auch von „isoliertem Silber" (vgl. http://www.silvermedicine.org).

Aber auch hier gilt es, vorsichtig zu sein. Es ist ungeheuer wichtig, dass die Geräte genormt sind und garantiert ist, dass sie eine definierte Menge an kolloidalem Silber produzieren. Achten Sie also beim Kauf eines Silbergenerators auf die Seriosität des

Anbieters. Dort können Sie auch die Silberstäbe mit dem erforderlichen Reinheitsgrad von 99,99 Prozent kaufen. Die Kosten für ein Paar solcher Silberstäbe liegen je nach Anbieter zwischen etwa 15,- und 40,- Euro. Verwenden Sie keinesfalls andere Silberstäbe als Elektroden, da sie Verunreinigungen enthalten. Stäbe mit Sterling-Silber enthalten zum Beispiel giftiges Kupfer!

Zur Herstellung von kolloidalem Silber benötigt man außerdem destilliertes Wasser, möglichst aus der Apotheke. Solches aus Supermärkten, das für Bügeleisen oder Autobatterien angeboten wird, ist nicht immer geeignet, da es oft noch Schwermetalle enthält. Im Zweifelsfall sollten Sie sich beim Hersteller vergewissern. Bei mehrfach destilliertem *Aqua purificata* kann sich die Herstellungszeit aufgrund der geringen elektrischen Leitfähigkeit um ein Vielfaches verlängern.

Verschließen Sie das Gefäß nach Entnahme der benötigten Menge sofort wieder gut und bewahren Sie das überschüssige destillierte Wasser im Kühlschrank auf. Destilliertes Wasser ist in größeren Mengen nicht zum Trinken geeignet. Verwenden Sie es daher ausschließlich zur Herstellung von kolloidalem Silber und achten Sie darauf, zusätzlich reichlich „normales Wasser" zu trinken.

Bei der Herstellung von kolloidalem Silber darf kein Salz zugegeben werden, da Sie sonst automatisch nicht erwünschte Silbersalze (zum Beispiel Silberchlorid) produzieren. Auch von der Zugabe von Honig oder Vitamin C, wie von Silverseed empfohlen (Silverseed 1999), muss abgeraten werden. Die so genannte Heißwasser-Methode kommt ohne Zusatz von Salz aus. Sie wird in zwei Arbeitsschritten durchgeführt. Zunächst wird das destillierte Wasser in einem feuerfesten, absolut sauberen Gefäß gekocht und dann gerade solange abgekühlt, bis es nicht mehr siedet. Als Gefäße zum Erwärmen können Sie Edelstahltöpfe, emaillierte Töpfe oder Glasgefäße nehmen. Bitte verwenden Sie keine Gefäße aus Aluminium, Gusseisen, Kupfer oder Kochtöpfe aus einfachem

Metall, da sie die Qualität des kolloidalen Silbers entscheidend vermindern.

Nach dem Erhitzen wird das Wasser in einem zweiten Schritt in ein feuerfestes Glasgefäß gegossen und der Herstellungsprozess mittels Generator gestartet. Verwenden Sie dafür aber auf keinen Fall einen Metalltopf oder einen Wasserkocher. Einerseits könnten sich Metallpartikel lösen und das Wasser verunreinigen. Andererseits könnte sich Silber an den Gefäßwänden absetzen. Während und nach der Herstellung darf kolloidales Silber nicht über längere Zeit mit Metall in Berührung kommen. Die Einnahme kleinerer Mengen kolloidalen Silbers mit einem Teelöffel aus Metall ist durchaus möglich. Wer den Kontakt mit Metall aber ganz vermeiden möchte, kann stattdessen einen Plastiklöffel oder ein Schnapsgläschen verwenden. Für größere Mengen ist am besten ein ganz normales Trinkglas geeignet.

Manche Anwender stellen kolloidales Silber in einem Wasserbad bei eingeschalteter Herdplatte her. Das ist falsch! Dabei wird ein starkes elektromagnetisches Feld erzeugt, das sich nachhaltig auf die Qualität des kolloidalen Silbers auswirkt.

Die Konzentration des im Wasser schwebenden Silbers wird, wie in einem früheren Kapitel (vgl. *Wie wird kolloidales Silber dosiert?*) ausführlich beschrieben, in ppm angegeben. Wie viel Silber von den Elektroden abgegeben wird, hängt von zahlreichen Faktoren ab, unter anderem von der Wassertemperatur, von dem Abstand der beiden Elektroden zueinander und von der Qualität des destillierten Wassers. Bei den meisten auf dem Markt befindlichen Silbergeneratoren lässt sich die gewünschte Konzentration nicht einstellen. Es gibt allerdings technisch aufwändigere Geräte, bei denen dies zu Beginn des Herstellungsprozesses möglich ist. Das ist deshalb von Bedeutung, weil sich die Konzentration in der fertigen Suspension nur ungenau bestimmen lässt, da die entsprechenden Messgeräte zu unzuverlässig sind. Elektrische Leitfähigkeitsmesser sind unter anderem für Lösungen (zum Beispiel

Salzlösungen) konstruiert. Bei Suspensionen (wie kolloidales Silber) geben sie falsche Werte an.

Prinzipiell kann die Konzentration kolloidalen Silbers zwar optisch ermittelt werden. Da dabei jedoch verschiedene Parameter (Konzentration der Partikel, Partikelgröße und der Koagulationsgrad der Partikel) eine Rolle spielen, ist diese Methode für den Hausgebrauch nicht praktikabel. Eine zuverlässige Konzentrationsbestimmung ist nur in entsprechend ausgestatteten Labors mittels eines Atomabsorptionsspektrometers möglich. Der weiter unten näher erläuterte Tyndall-Effekt (vgl. *Welche Qualitätskriterien gelten für kolloidales Silber?*) gibt ebenfalls nur Auskunft darüber, dass kolloidale Silberpartikel vorliegen, sagt aber nichts über deren Konzentration oder Größe aus. Daher bietet sich als zuverlässige Alternative nur der Gebrauch eines geeichten Silbergenerators an.

Achten Sie bitte bei der Herstellung von kolloidalem Silber auch darauf, die nassen Silberstäbe nach jedem Gebrauch mit einem (teilweise vom Anbieter mitgelieferten) Vlies, Küchenpapier oder Leinentuch gut zu reinigen. Verwenden Sie aber auf keinen Fall Silberputzmittel oder Topfreiniger.

Wenn Sie Interesse an dem Kauf eines Silbergenerators haben, können Sie sich gerne an den Verlag wenden. Dort erhalten Sie jeweils aktuelle Informationen zu Bezugsquellen (vgl. *Zum Schluss*).

Wo erhält man kolloidales Silber?

Auf Seriosität achten

Sucht man im Internet nach Anbietern von kolloidalem Silber oder Silbergeneratoren, verliert man leicht den Überblick. Derart zahlreich ist mittlerweile das Angebot, vor allem US-amerikanischer Firmen. Dabei ist jedoch äußerste Vorsicht geboten. Die FDA hat beispielsweise festgestellt, dass etliche Produkte entgegen der Auszeichnung nur geringe Mengen kolloidalen Silbers enthalten oder sogar verunreinigt sind. Viele der Unternehmen werben zwar mit kolloidalem Silber, verkaufen aber tatsächlich Silbersalze, die zu Nebenwirkungen führen können. Da sich kolloidales Silber ohnehin nur begrenzt (einige Tage bis wenige Wochen) hält, stellt man sich die benötigte Menge am besten stets selbst frisch her.

Wie im vorigen Kapitel schon erwähnt, werden heute auch in Deutschland vollautomatische Silbergeneratoren angeboten, mit denen sich immer die gleiche Konzentration kolloidalen Silbers herstellen lässt. Von Generatoren der Marke Eigenbau wird daher dringend abgeraten.

Falls Sie ein Fertigprodukt kaufen wollen, fragen Sie den Hersteller ruhig nach einem Analysenzertifikat und lassen Sie sich versichern, welche Konzentration an kolloidalem Silber (Silberpartikel und -ionen) enthalten sind, ob Stabilisatoren verwendet wurden und ob die Herstellungsmethode standardisiert ist. Ein seriöser Anbieter wird kein Problem haben, diese Fragen zu beantworten.

Bedenkt man, dass wir jährlich immer mehr Geld für die Behandlung von Krankheiten ausgeben und trotzdem immer kränker zu werden scheinen, ist es eine Überlegung wert, es mit diesem universellen, fast nebenwirkungsfreien und natürlichen Stoff zu versuchen. Diese Überlegung macht umso mehr vor dem Hintergrund Sinn, dass Infektionskrankheiten zu den wichtigsten Todesursachen zählen.

Welche Qualitätskriterien gelten für kolloidales Silber?

Frische, Reinheit und Partikelgröße

Wie bei Medikamenten und Lebensmitteln, so sollte man auch bei kolloidalem Silber Wert auf eine gute Qualität legen. Die Tatsache, dass dieser Anforderung früher nicht – und auch heute nicht immer – Rechnung getragen wurde, ist zu einem großen Teil dafür verantwortlich, dass kolloidales Silber heute oft sehr undifferenziert kritisiert wird. Eine gute Qualität hängt unter anderem von der Herstellungsmethode und der Lagerung ab.

Wird kolloidales Silber korrekt mit einem Silbergenerator hergestellt, erhält man besonders kleine Partikel reinen Silbers. Diese mikroskopisch kleinen Silberpartikel können dann leicht an den Ort im Körper gelangen, an dem sie gebraucht werden.

Bezüglich der Partikelgröße ist Folgendes zu beachten: Je kleiner die einzelnen Silberteilchen sind, umso größer ist die Gesamtoberfläche, die mit Krankheitskeimen in Beziehung treten kann. Prof. Römpp erklärt das folgendermaßen: „Kolloide sind infolge der sehr hohen Gesamtoberfläche durchweg ‚oberflächenaktiv'; sie wirken stark adsorbierend und eignen sich als Katalysatoren oder Träger von solchen. Infolge der großen Oberflächen verlaufen viele chemische Reaktionen an Kolloiden viel schneller als an unzerteiltem Material." Die riesige Oberfläche von kolloidalem Silber macht er an einem Beispiel verständlich: „Zerteilt man z.B. einen Silberwürfel von 1 ccm Inhalt und 10,5 g Gewicht in lauter winzige Würfelchen von je 1 mµ Kantenlänge, so erhält man 10^{21} Würfelchen mit einer Gesamtoberfläche von 6 000 qm!" Weiter führt er aus, dass Reaktionen an Kolloidpartikeln viel schneller als an unzerteiltem Material ablaufen, weil die Zahl der an der großen Oberfläche befindlichen Atome und Ionen entsprechend mehr Kräfte (Kohäsionskräfte, Van der Waal'sche Kräfte etc.) ausüben.

Gerade vor dem Hintergrund, dass man heute meistens davon ausgeht, dass in erster Linie die Silberionen für die antimikrobielle Wirksamkeit verantwortlich sind, sind diese Ausführungen sehr interessant.

Es gibt übrigens eine einfache Methode, anhand derer man erkennen kann, ob ein Kolloid vorliegt. Man nutzt dazu den so genannten Tyndall-Effekt. Die Partikel in kolloidalen Flüssigkeiten, ob klar oder trüb, beugen Licht. Schickt man also einen Lichtstrahl durch eine kolloidale Flüssigkeit, so zeichnet er sich bei seitlicher Betrachtung als feines milchiges Band deutlich ab. Dieses Phänomen wurde 1857 erstmals von dem berühmten Michael Faraday (1791–1867) beobachtet und 1867 von seinem Nachfolger John Tyndall (1820–1893) genauer erforscht. Man kann den Effekt damit vergleichen, wenn ein Sonnenstrahl durch eine kleine Öffnung in einen Raum (zum Beispiel durch eine Dachluke in einen Speicher) fällt und man dann die Staubpartikel beobachten kann. Ein anderes Beispiel ist der nächtliche Lichtkegel von Autoscheinwerfern.

Kolloidales Silber behält etwa drei Monate lang seine Wirksamkeit. Es sollte in gefärbten Glasgefäßen kühl aufbewahrt werden. Stellen Sie es aber bitte nicht in den Kühlschrank, da das Silber sonst ausflocken könnte. Der Lichtschutz ist deshalb notwendig, damit das Silber nicht oxidiert und dadurch wirkungslos wird. Wird frisch hergestelltes kolloidales Silber extremer Sonnenbestrahlung ausgesetzt, wird es schon innerhalb von zehn Minuten oxidiert. Bei gedämpftem Licht dauert dieser Prozess hingegen mehrere Tage. Daher sollte kolloidales Silber möglichst frisch hergestellt und auf jeden Fall in dunklen Glasgefäßen aufbewahrt werden.

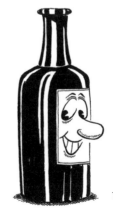

Plastikgefäße sind für diesen Zweck ungeeignet, da sich Partikel aus der Gefäßwand lösen und in die Flüssigkeit übergehen können. Silber wiederum kann sich aufgrund der elektrischen Ladung an den Wänden von Plastikbehältern absetzen.

Das beste Qualitätsmerkmal für kolloidales Silber ist ganz einfach seine Frische. Je nach Gerätetyp kann ein Silberkolloid eine leicht gelbliche Farbe aufweisen, die mit zunehmender Konzentration intensiver wird. Das ist kein Qualitätsmangel. Vor allem bei der Herstellung sehr hoch konzentrierten kolloidalen Silbers können sich größere Partikel von der Elektrode ablösen und eine Verunreinigung vortäuschen. Wenn dies trotz Verwendung von destilliertem Wasser und hochwertigen Elektroden geschieht (vgl. *Wie wird kolloidales Silber hergestellt?*), können Sie die Flüssigkeit einfach mit einem herkömmlichen Kaffeefilter filtern.

Immer wieder wird die gelbe Farbe als Qualitätskriterium diskutiert. Einige Hersteller von kolloidalem Silber sagen, dass sie ein Indikator für die Konzentration sei. Das ist nicht ganz zutreffend. Sie gibt eher Auskunft über die Partikelgröße. Gibbs (1990) erklärt das durch die Farbveränderung, die bei der Lichtstreuung entsteht. Sichtbares Licht hat eine Wellenlänge von 380 bis 760 Nanometer und lässt sich von kleineren Partikeln streuen (Gibbs nennt allerdings Partikelgrößen von 200 bis 1 200 Nanometer). Diesem Effekt verdanken wir zum Beispiel die Blaufärbung des Himmels. Demnach ist die gelbe Farbe von kolloidalem Silber laut Gibbs ein Indiz für besonders große Silberpartikel oder für Verunreinigungen. Gewünscht sind aber besonders kleine Silberpartikel und eine reine Suspension. Dass die Färbung durch Oxidation (Verbindung von Silberionen mit Sauerstoffionen) verursacht wird, schließt er aufgrund eigener Forschungen aus. Seine Untersuchungen haben ergeben, dass qualitativ hochwertiges kolloidales Silber farblos ist. Allerdings weisen erfahrene Fachleute darauf hin, dass eine leichte Gelbfärbung durchaus toleriert werden kann.

Der pH-Wert von kolloidalem Silber sollte möglichst neutral sein, also bei 7 liegen.

Eine weitere, neuerdings diskutierte Frage betrifft die Stromart. Manche Silbergeneratoren arbeiten mit Gleichstrom, andere mit Wechselstrom. Gibbs (1990) konnte in einem Vergleichstest mit Gleichstrom bis zu 17 ppm Silberionen produzieren, aber kaum kolloidales Silber. Nach seiner Erfahrung erhält man mit Wechselstrom eine bessere Qualität. Key und Maas (2000) bestätigen, dass Wechselstrom diesbezüglich überlegen ist. Jefferson (2003) hingegen bevorzugt mit Niedrigspannung und Gleichstrom produziertes kolloidales Silber.

Die Herstellung mit Wechselstrom kann jedoch viele Stunden dauern. Konzentrationen von mehr als 5 ppm sind damit kaum möglich. Es gibt auch Hersteller, deren Geräte beide Verfahren kombinieren und die Gleichspannung mit einem Wechselspannungsanteil überlagern.

Mitunter begegnet uns der Begriff (stabilisierte) Silberproteine. Diese werden durch Mischen von Silbernitrat, Natriumhydroxid und Gelatine hergestellt und wurden vor allem früher als mildes (*mild*) mit 19 bis 23 Prozent Silberanteil und starkes (*strong*) Silberprotein mit 7,5 bis 8,5 Prozent Silbergehalt angeboten. Durch den Zusatz von Eiweißen sollte verhindert werden, dass die Silberionen zusammenklumpen und ausfallen. Von Silberproteinen muss jedoch dringend abgeraten werden, da sie wegen ihrer sehr hohen Silberkonzentration eine Argyrie verursachen können. Als weitere Unzulänglichkeiten führt Gibbs (1990) auf, dass das Silber in der Gelatine eingeschlossen ist und weniger effektiv für die Bakterienbekämpfung zur Verfügung steht und die Gelatine zudem ein idealer Nährboden für Bakterien ist.

Hilft kolloidales Silber auch Tieren?

Gute Erfahrungen von Tierhaltern

Kolloidales Silber kann Tieren mit dem Futter oder dem Trinkwasser verabreicht werden. Die Dosis richtet sich dabei nach der Größe des Tieres. Entsprechend des geringen Gewichtes der meisten Haustiere sollte man wie bei kleinen Kindern zurückhaltend dosieren.

Hier einige Erfahrungsberichte, die auf dem Einsatz von kolloidalem Silber bei Tieren beruhen:

„Unser English Setter war mit 300 Bissen fürchterlich von Rottweilern zugerichtet worden. Eine Wunde musste mit 80 Stichen genäht werden. Das Tier entwickelte ein Gangrän und der Tierarzt hatte die Hoffnung aufgegeben, den Hund retten zu können. Deshalb beträufelte ich die Wunden mit kolloidalem Silber und gab ihm täglich ein paar Teelöffel davon zu trinken. Das Tier genas in kürzester Zeit!" (D. D., 28.5.1996; *ELIXA Testimonials*)

„Wir hatten einen Hund, der eine Infektion im Mund entwickelte. Wir verabreichten drei Tage lang kolloidales Silber, und die Infektion verschwand. Außerdem hatte er plötzlich einen angenehmen Atem." (R. Th., Las Vegas, 4.12.1997)

„Ich habe bei sechs Fohlen eine Diarrhö (E. coli) erfolgreich drei bis vier Tage lang mit kolloidalem Silber behandelt. In einem anderen Fall injizierte ich einem Pferd mit einer Protozoenmyelitis sieben Tage lang intravenös 30 ml kolloidales Silber. Während die herkömmliche Therapie versagt hatte, geht es dem Pferd nun wieder sehr gut. Eines Tages musste ich eine Stute mit einer Uterusinfektion behandeln. Nach einer speziellen antibiotischen Therapie ließen sich nach einem Monat noch Erreger (Pseudomonas aeruginosa) nachweisen. Erst nachdem ich das Tier drei Tage lang mit kolloidalem Silber behandelt hatte, waren keine

Bakterien mehr nachweisbar." (Zuschrift eines Veterinärs an die *Alternative Health Products Inc.*, 1998)

Da kolloidales Silber auch Geruchsbakterien und Parasiten abtötet, empfiehlt Silverseed (1999), Haustiere und Hundedecken etc. damit einzusprühen. Auch für die Reinhaltung von Aquarien ist kolloidales Silber laut Silverseed geeignet. Ja, es gibt sogar eine Firma, die im Jahre 2003 ein US-Patent auf eine Heilungsmethode mittels einer Suspension kolloidalen Silbers zur Behandlung von Hautproblemen bei tropischen Fischen und Zierfischen angemeldet hat (Parker und Parker 2003). In der Patentanmeldung heißt es, dass sich damit ein breites Spektrum an Hautkrankheiten behandeln lasse. Diese Methode basiert auf einer Silberkonzentration von 1 ppb (= ein Teil Silber pro eine Milliarde Teile Wasser, also eine tausendfach stärkere Verdünnung als 1 ppm; vgl. *Wie wird kolloidales Silber dosiert?*). Auf diese Weise sollen sich innerhalb weniger Tage sogar größere Wunden heilen lassen. Die Patentanmelder empfehlen, jeden zweiten Tag einen Teelöffel (= 5 ml) 6ppm-haltiges kolloidales Silber zu knapp 40 Liter (10 Gallonen) des Aquarienwassers zu geben. Bei längerer Anwendung soll wöchentlich die Hälfte des Wassers ausgetauscht werden. Ferner schreiben die Anmelder, dass sich durch Bakterien oder Viren verursachte Hauterkrankungen der Fische mit 0,3 bis 0,5 ppb im Aquarienwasser verhindern lassen.

Auch bezüglich der künstlichen Befruchtung von Tieren ist die Verwendung kolloidalen Silbers patentiert (Parker und Parker 2003). In Florida wurde an einer Universität festgestellt, dass man mit Kupfer und kolloidalem Silber krank machende Bakterien in Austernbehältern abtöten kann, ohne den Austern zu schaden (Jefferson 2003). Damit lässt sich auf elegante Weise ein Problem lösen, das bei Austern oft auftritt.

Eine weitere Nutzung von kolloidalem Silber in der Landwirtschaft wird von Jefferson (2003) für die Hühnerzucht beschrieben. Es stellt eine interessante Alternative zur übermäßigen Verwendung von Antibiotika dar (vgl. auch den Einsatz von Wasserstoffsuperoxid zu ähnlichen Zwecken, Pies 2003).

Jefferson (2003) zitiert eine Katzenhalterin (Karen Sanders), die mit kolloidalem Silber gute Erfahrungen bei verschiedenen chronischen Krankheiten ihrer Tiere gemacht hat. Eine andere Frau berichtet, dass sie ihren Rottweiler mit kolloidalem Silber von Verdauungsstörungen heilte, indem sie es ins Fressen und in das Trinkwasser gab.

Ein Verwender von kolloidalem Silber aus dem Emsland teilte dem VAK mit, dass ein Taubenzüchter seine Brieftauben mit Unterstützung eines Heilpraktikers von Pilzbefall befreien konnte. Außerdem ließe sich die – wahrscheinlich durch E. coli hervorgerufene – „Jungtaubenkrankheit" erfolgreich mit kolloidalem Silber bekämpfen.

Ähnlich äußerte sich eine Leserin am 22. Januar 2004 gegenüber dem VAK Verlag: „Da wir einen Gärtnerhof haben, also sowohl Pflanzen als auch Tiere, konnte ich kolloidales Silber auf verschiedenen Gebieten einsetzen, z.B. bei Hühnern, die leicht Verdauungsbeschwerden bzw. Durchfall durch Coli-Bakterien bekommen. Vorbeugend regelmäßig ins Trinkwasser gegeben ist es sehr effektiv." Außerdem machte diese Anwenderin gute Erfahrungen mit kolloidalem Silber bei Euterentzündungen von Kühen und bei Kälbergrippe.

Zurzeit befassen sich verschiedene Unternehmen mit dem Einsatz von Silbertextilien und silberhaltigen Cremes bei Tieren. Therapeutische Bandagen sind bereits im Handel erhältlich und man kann davon ausgehen, dass die Entwicklung auch auf diesem Gebiet (für Tiere) ähnlich rasant vorangeht wie in anderen Bereichen (vgl. *Silberstaub und Silberfäden*).

Kann man kolloidales Silber auch bei Pflanzen anwenden?

Gesünderes Gemüse durch kolloidales Silber

Auch bei Pflanzen kann kolloidales Silber gegen Krankheitserreger (Bakterien, Viren, Pilze) eingesetzt werden. Es wird einfach auf die Blätter gesprüht und dem Gießwasser beigegeben. So kann man zum Beispiel ohne viele giftige Mittel gesünderes und widerstandsfähigeres Gemüse ziehen oder seine Zimmerpflanzen schonend behandeln. Ein Teelöffel kolloidales Silber (mit 20 bis 30 ppm) pro Liter Wasser wird in der Literatur empfohlen.

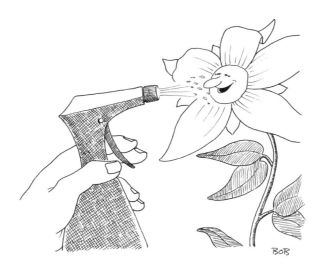

Manche Menschen besprühen Ihren Salat oder andere Lebensmittel mit kolloidalem Silber, um sie länger frisch zu halten.

Geben Sie doch einmal ein paar Tropfen kolloidales Silber in die Blumenvase oder besprühen Sie Ihre Schnittblumen damit. Sie werden feststellen, dass Sie sich länger an ihnen erfreuen können.

Immer mehr Floristen machen die Erfahrung, dass sich ein Silbergenerator schon nach kurzer Zeit bezahlt macht. Sie sparen durch kolloidales Silber viel Geld für Pflanzenschutzmittel und Frischhaltemittel (für Schnittblumen) ein.

Am 22. Januar 2004 schrieb eine Leserin (von einem Gärtnerhof) an den VAK Verlag zum Einsatz von kolloidalem Silber bei Pflanzen: „Gute Erfolge hatte ich bei Roter Spinne an Bohnen und Auberginen".

Es ist ein verlockender Gedanke, dass nach und nach auf immer mehr chemische Pflanzenschutzmittel verzichtet werden könnte, wenn sich die umfassende Wirksamkeit von kolloidalem Silber erst einmal herumgesprochen hat.

Noch ein Tipp in diesem Zusammenhang: Sprühen Sie Pflanzen möglichst erst in der Dämmerung mit kolloidalem Silber ein. Dies gilt nicht nur, weil es ihnen (auch bei reinem Wasser) bei greller Sonne generell nicht gut bekommt, sondern auch, weil kolloidales Silber bei Licht weniger beständig ist.

Welche Nebenwirkungen hat kolloidales Silber?

Universelles Mittel: (fast) nebenwirkungsfrei

Neben der Frage nach der Wirksamkeit interessiert vor allem auch, welche Nebenwirkungen kolloidales Silber hat. Dafür ist es wichtig, sich zu vergegenwärtigen, dass kolloidales Silber keine Chemikalie (also keine chemisch hergestellte, künstliche Substanz) ist. Wird kolloidales Silber mit Bedacht gebraucht, sind Nebenwirkungen kaum zu befürchten und auch Wechselwirkungen mit Medikamenten wurden bisher nicht beschrieben. Kolloidales Silber beeinträchtigt weder körpereigene Enzyme noch den Magen.

Trotzdem muss auf die Gefahr einer Argyrie hingewiesen werden. Dabei handelt es sich um eine graublaue Verfärbung der Haut und der Schleimhäute, die auf Silberablagerungen beruht. Dieses Phänomen wurde schon ein Jahrtausend vor Christi Geburt beschrieben. Als erste Anzeichen einer Argyrie lassen sich am Zahnfleisch graublaue Silberlinien erkennen. Um eine Argyrie zu verursachen, muss man aber dauerhaft sehr hohen Silberdosen ausgesetzt sein. Es bedarf enormer Mengen elementaren Silbers und zwar durchschnittlich 3,8 Gramm pro Tag. Dies aber ist die millionenfache Menge der üblicherweise für die Behandlung eines Erwachsenen empfohlenen Tagesdosis kolloidalen Silbers (vgl. *Wie wird kolloidales Silber dosiert?*). Selbst Pilze, die naturgemäß eine erhöhte Silberkonzentration aufweisen (dabei angenommen, sie würden die enorm hohe Menge von 500 Mikrogramm Silber pro Gramm enthalten), müsste man täglich kiloweise essen, um eine gefährliche Überdosis zu erreichen.

Als man vor Jahrzehnten noch sehr unkritisch mit kolloidalem Silber umging und oft Silbersalze und Silberproteine verwendete, kam es aufgrund des sehr hohen Silbergehaltes immer wieder zu Argyrien. Diese Nebenwirkung ruft zwar keine gesundheitlichen

Schäden hervor, stellt aber ein großes kosmetisches Problem für die Betroffenen dar, da die Verfärbung nicht rückgängig zu machen ist.

Ein immer wieder zitierter Fall ist Rosemary Jacobs. In den einschlägigen Beiträgen wird zwar vor kolloidalem Silber gewarnt, anschließend aber das Schicksal von Frau Jacobs angeführt, obwohl es dabei um Silber*nitrat* geht (Ciampa 1996, Ziegler 2000, Barret). Die Patientin hatte als Kind gegen eine Allergie über einen längeren Zeitraum hinweg ein Silbernitratpräparat, also ein Silbersalz, eingenommen – andere Quellen sprechen davon, sie habe Nasentropfen angewendet. Daraufhin entwickelte sie eine ausgeprägte Argyrie. Rückfragen werden von den Kritikern des kolloidalen Silbers gar nicht beantwortet oder, bei hartnäckigem Nachfragen, aggressiv kommentiert. Löbliche Ausnahme ist Rosemary Jacobs selbst. Sie bemüht sich auf einer eigenen Homepage (Jacobs 1999) um eine differenzierte Betrachtungsweise. Allerdings beschränkt auch sie sich auf Vermutungen und bleibt den Beweis schuldig, dass auch reines kolloidales Silber (ohne Salz- oder Proteinzusatz) eine Argyrie verursachen kann.

Man kann also festhalten, dass Silber, egal in welcher Zubereitung (kolloidal, als Ionen, als geladene Partikel oder als Salz), prinzipiell eine Argyrie verursachen kann. Dieses Phänomen scheint daher weniger eine Frage der Silberzubereitung, als eher eine Frage der eingenommenen Menge zu sein. Das erklärt auch, dass diese Nebenwirkung vornehmlich durch Silbersalze und -proteine verursacht wird. Sie enthalten nämlich weitaus höhere Konzentrationen an Silberionen.

Wenn Silberablagerungen in der Haut auch „nur" ein kosmetisches Problem darstellen, können sie im Auge zu Funktionsstörungen führen. Laut Guggenbichler (Guggenbichler et al. 2003) kann eine hohe Konzentration von 100 Mikrogramm pro Milliliter bei stark silberhaltigem Knochenzement die Nervenleitfähigkeit beeinflussen. Nanosilber (5 bis 50 Nanometer große Silberpartikel) im Knochenzement erwies sich hingegen im Labor sowohl gegen antibiotikaresistente Bakterienstämme wirksam und war zugleich nebenwirkungsfrei (keine Zellschädigungen) (Alt et al. 2003).

Hin und wieder wird darauf hingewiesen, dass die Verwendung von silbernen Akupunkturnadeln zu lokalen Schwarzfärbungen der Haut an den Einstichstellen führen kann. In der jüngeren Literatur findet man auch Hinweise darauf, dass in Extremfällen auch bei der Wundbehandlung mit Silberprodukten eine Argyrie oder Hautirritationen auftreten können (Landsdown und Williams 2004, Cooper 2004). Insgesamt kann man aber mit Fug und Recht behaupten, dass die Wundbehandlung mit Silber großen Nutzen hat, aber nur ein geringes Risiko birgt.

Allergien werden durch Silber so gut wie nie ausgelöst. Nur bei Menschen, die dauerhaft sehr hohen Silberkonzentrationen ausgesetzt sind (zum Beispiel Arbeiter in Silberminen), wurden sie beobachtet. Ansonsten handelt es sich eher um Allergien auf im Silberschmuck enthaltene Nickelverunreinigungen.

Der normale Silbergehalt im Blut liegt bei unter einem Mikrogramm pro Liter und die Konzentration im Körpergewebe bei zehn Nanogramm pro Gramm Gewebe (Landsdown und Williams 2004). Bei Arbeitern, die ständig hohen Silberkonzentrationen ausgesetzt waren, fand man jedoch elf Mikrogramm pro Liter Serum.

Über die intakte Haut wird kaum Silber aufgenommen. Bei Wunden sieht das allerdings anders aus. So fand man bei Patienten mit Verbrennungen, die mit einer Silbersalbe behandelt worden waren, bis zu 60 Mikrogramm pro Deziliter (= 100 ml) Silber im Serum und bis zu 1100 Mikrogramm im 24-Stunden-Urin. Bei all diesen Patienten waren keine Nebenwirkungen aufgetreten und es gibt keine Hinweise auf eine Schädigung von Leber oder Nieren durch Silber (Guggenbichler et al. 2003 sowie Landsdown und Williams 2004).

Bei längerfristiger Einnahme größerer Mengen kolloidalen Silbers können möglicherweise auch Bakterien des Verdauungstraktes abgetötet werden. Daher sollte man in solchen Fällen für einen Ausgleich, zum Beispiel durch Joghurt, sorgen. Dies ist jedoch kein schwer wiegendes Problem, und im Gegensatz zu Antibiotika schwächt kolloidales Silber nicht das Immunsystem. Im Gegenteil, es verschafft dem Körper gewissermaßen ein „zweites Immunsystem" als Schutzschild gegen zahlreiche Krankheiten.

Es sei aber noch auf eine weitere, mögliche Nebenwirkung hingewiesen, die so genannte Jarisch-Herxheimer-Reaktion. Sie wurde nach den Ärzten Adolf Jarisch (1850–1902) und Karl Herxheimer (1861–1944) benannt, die bei Syphilispatienten immer wieder eine vorübergehende Verschlimmerung der Symptome nach Behandlungsbeginn mit Salvarsan feststellten. Richtig betrachtet handelt es sich dabei eher um einen Wirksamkeitsbeweis. Werden nämlich Krankheitskeime in großer Zahl, zum Beispiel durch kolloidales Silber, abgetötet, wird der Körper von einer riesigen Menge Giftstoffe überschwemmt, die aus den zerstörten Bakterien freigesetzt werden. Diese können dann vorübergehend Fieber, Müdigkeit, grippeähnliche Symptome und Ähnliches hervorrufen. Ist das der Fall, kann man die Einnahme von kolloidalem Silber unterbrechen, bis die Symptome verschwunden sind.

Man kann die Nebenwirkungen mit einem Satz umschreiben: Alles, was aus mehr als einer Zelle besteht, scheint kolloidales Silber zu mögen.

Warum die ganze Aufregung?

Einschätzung von Gesundheitsbehörden

Da kolloidales Silber schon vor 1938 seinen medizinischen Stellenwert hatte, wurde es von der amerikanischen Zulassungsbehörde, der FDA (*Food and Drug Administration*), vor einigen Jahren zunächst als Arzneimittel für diejenigen Anwendungen akzeptiert, für die es traditionell eingesetzt wurde. Die Behörde behielt sich allerdings vor, die auf dem Markt befindlichen Produkte näher zu untersuchen und forderte die Vertreiber auf, einen Wirksamkeitsnachweis zu erbringen und die Unbedenklichkeit nachzuweisen. In Stellungnahmen wiesen einige Mitarbeiter der Behörde darauf hin, dass der unkritische Gebrauch von Silberproteinen und Silbersalzen – damit ist nicht metallisches, kolloidales Silber gemeint – zu irreversibler Argyrie (Hautverfärbungen bei Überdosierung) führen kann (Fung et al. 1995, Fung 1998). Außerdem könnten hohe Silberproteinkonzentrationen zu Nierenschäden und Gießerfieber (Fieberanfall, der einige Stunden nach Einatmen von Metalldämpfen auftritt) und bei Langzeitanwendung zu neurologischen Schäden führen.

Obwohl diese Ausführungen teilweise eher theoretischen Charakter zu haben scheinen, sollen sie hier um der ausgewogenen Information willen erwähnt werden. Die von der amerikanischen Gesundheitsbehörde aufgeführten Beispiele beziehen sich jedoch allesamt auf Patienten, die über viele Jahre hinweg, nämlich bis zu 35 Jahre lang, kontinuierlich Silber*proteine* (also nicht reines Silber) eingenommen hatten. Die Konzentration der täglichen Zufuhr wird dabei nicht angegeben. Reines metallisches Silber wird in den Arbeiten nicht negativ bewertet.

Am 15. Oktober 1996 forderte die FDA dann dazu auf, bis zum 13. Januar 1997 Erfahrungsberichte und Argumente zum Einsatz von kolloidalem Silber einzureichen. Insgesamt gingen 251

Kommentare von Befürwortern und Gegnern ein. Man findet darunter die altbekannten Gegenargumente. Vor allem aber wird in diesem Prozess wieder einmal, wie in der gesamten Diskussion um kolloidales Silber, häufig nicht zwischen den unterschiedlichen Zubereitungen (reines kolloidales Silber und Silbersalze bzw. -proteine) unterschieden.

Bedauerlicherweise machte es sich auch die Behörde sehr einfach und folgte diesem verwirrenden Prinzip. Ohne Unterschied wurde entschieden, dass „Produkte, die kolloidales Silber oder Silbersalze zur inneren oder äußerlichen Anwendung enthalten, nicht generell als sicher oder wirksam gelten können". Daher wurde ihnen die Zulassung als Arzneimittel verweigert. Diese Bestimmung wurde am 16. September 1999 wirksam. Dabei ist beachtenswert, dass die Behörde nicht sagt, diese Produkte seien unwirksam oder gefährlich. Denn dafür fehlt ebenfalls der Beweis. Wohl darauf ist zurückzuführen, dass die betroffenen Produkte in den USA zumindest als *Nahrungsergänzung* verkehrsfähig sind. Dadurch bleibt dem aufgeklärten Verbraucher nach wie vor die Möglichkeit, seine eigene Erfahrung zu machen.

Die Zulassungsbehörde bemängelte darüber hinaus, dass die Anbieter keine Studien mit einem wissenschaftlichen Wirksamkeitsnachweis für die beanspruchten Indikationen vorgelegt hätten. Dabei muss man sich jedoch vor Augen führen, dass für solche Studien extrem strenge Kriterien angelegt werden (doppelblind, plazebokontrolliert etc.) und schon bei geringem Abweichen von formalistischen Vorgaben nicht mehr akzeptiert werden. Eine einzige Studie kostet leicht mehrere hunderttausend Euro und kann meist nur ein einziges Krankheitsbild untersuchen. Kein Wunder also, dass es vor allem kleineren Unternehmen, und solche sind es ja meist, die alternative Produkte anbieten, nicht möglich ist, diesen Anforderungen zu genügen. Wer sollte später die teuren Produkte kaufen? Denn eines ist klar, die Kosten für diese exorbitant teuren Studien müssen letztendlich vom Verbraucher getragen werden.

Einschätzung von Gesundheitsbehörden

Andererseits gibt es ja zum Glück noch den gesunden Menschenverstand und die Erfahrung (leider zählt die Erfahrung bei Zulassungsbehörden nicht, obwohl sie in der etablierten Medizin, man spricht auch von Erfahrungsmedizin, einen festen Platz inne hat). Aus vielen Erfahrungsberichten wissen wir, dass kolloidales Silber erfolgreich gegen die unterschiedlichsten Krankheitskeime eingesetzt werden kann.

Dabei ist selbstverständlich von größter Bedeutung, dass den Anbietern vertraut werden kann. Die FDA hatte zum Beispiel auch festgestellt, dass in einigen Produkten nicht das enthalten war, was außen deklariert wurde. Dies ist ein Phänomen, das uns tagtäglich in allen Bereichen des Lebens begegnet und aus Verbrauchersicht nicht tolerierbar ist. Den Kritikern des kolloidalen Silbers wurde damit ein willkommenes Gegenargument in die Hände gespielt, das pauschal auf alle Produkte übertragen wurde. Wer also ein Fertigprodukt kauft, sollte sich vergewissern, dass er dies bei einem seriösen Unternehmen tut. Andererseits gilt dies ohnehin für jedes Produkt, nicht nur für kolloidales Silber.

Noch einmal, bei allen von der amerikanischen Gesundheitsbehörde FDA kritisierten Produkten handelt es sich um Silberproteine und Silbersalze, aber nicht um das elektrokolloidal gewonnene, reine kolloidale Silber. Sie weist darüber hinaus beruhigenderweise darauf hin, dass Silbervergiftungen nur bei Menschen beobachtet wurden, die industriell bedingt sehr hohen Silberkonzentrationen ausgesetzt waren.

Auch die von der FDA veröffentlichten höchstzulässigen Tagesdosen geben hinsichtlich elementaren kolloidalen Silbers eher Entwarnung als Grund zur Beunruhigung:

höchstzulässige Tagesdosis:	5 Mikrogramm pro kg Körpergewicht
kritische Dosis:	14 Mikrogramm pro kg Körpergewicht

Demnach sollte die Tagesdosis zum Beispiel kleiner sein als

> 350 Mikrogramm für einen 70 Kilogramm schweren Menschen *oder*
> 25 Mikrogramm für ein 5 Kilogramm schweres Kind.

Gemäß EPA (*US Environmental Protection Agency*; die amerikanische Umweltschutzkommission) kann Silber in einigen Lebensmitteln je nach regionaler Bodenbeschaffenheit angereichert sein:

> Weizenmehl 0,3 Mikrogramm pro Gramm
> Kleie 0,9 Mikrogramm pro Gramm
> Milch 27 bis 54 Mikrogramm pro Liter
> Pilze bis zu mehrere hundert Mikrogramm pro Gramm

Um die höchstzulässige Tagesdosis durch Nahrungsaufnahme zu erreichen, müsste ein 70 Kilogramm schwerer Mensch demnach täglich etwa 1,2 Kilogramm Weizenmehl, knapp ein Pfund Kleie oder sechs bis dreizehn Liter Milch verzehren. Dabei meint Tagesdosis wirklich die Einnahme pro Tag, über einen längeren Zeitraum hinweg.

Tatsächlich werden mit der Nahrung täglich üblicherweise 1 bis 88 Mikrogramm Silber aufgenommen (Guggenbichler 2003) und die zulässige Höchstgrenze im Trinkwasser liegt in Deutschland bei 100 Mikrogramm pro Liter, in den USA bei der Hälfte. Aus dem Trinkwasser werden etwa zehn Prozent des darin enthaltenen Silbers vom Körper aufgenommen.

In Deutschland tendieren die Aufsichtsbehörden offenbar dazu, kolloidales Silber als „Arzneimittel nach § 2 Abs.1 Nrn.1 und 6

AMG" einzustufen, wonach es als Fertigarzneimittel „der Zulassungspflicht nach § 21 AMG" unterliegt. Ferner ist die Herstellung nach § 13ff. AMG erlaubnispflichtig. Eine solche Herstellerlaubnis wird gegebenenfalls von der jeweiligen Landesregierung erteilt. Das betrifft natürlich nicht die Herstellung für den Eigenbedarf. Beide Einschränkungen (Zulassung und Herstellerlaubnis durch die Gesundheitsbehörden) gelten außerdem nur dann, wenn kolloidales Silber zu therapeutischen Zwecken kommerziell hergestellt und vertrieben wird. Es kommt bei der Festlegung des Status als Arzneimittel, Nahrungsergänzungsmittel oder Kosmetikum etc. unter anderem immer auf die Zweckbestimmung an. Wer kolloidales Silber verkaufen möchte, sollte diese Frage gegebenenfalls vorab mit der Aufsichtsbehörde (z.B. Regierungspräsidium) abklären. Aufschluss kann auch eine Anfrage beim Bundesinstitut für Arzneimittel und Medizinprodukte (BfArM) in Bonn geben.

Die australische Gesundheitsbehörde (Therapeutic Goods Administration) hat beispielsweise den unterschiedlichen Verwendungsmöglichkeiten von kolloidalem Silber Rechnung getragen und es im Dezember 2002 zur Behandlung und Reinigung von Trinkwasser von der Zulassungspflicht ausgenommen. Produkte, für die therapeutische Aussagen gemacht werden, unterliegen hingegen der Arzneimittelgesetzgebung (vgl. http://www.tga.health.gov.au).

Resistenzbildung: ja oder nein?

Nur selten Silberresistenzen

Ein sehr ernst zu nehmendes Problem, das durch den zu häufigen und unkritischen Gebrauch von Antibiotika hervorgerufen wird, sind Resistenzen. Im Laufe der Zeit gelingt es Bakterien nämlich, sich derart zu verändern (zu mutieren), dass ihnen ein Antibiotikum nichts mehr anhaben kann. Die Forschung ist zwar bemüht, immer neue Substanzen zu entwickeln, es besteht aber die Gefahr, dass sie irgendwann einmal nicht mehr mit der Mutationsgeschwindigkeit der Krankheitskeime Schritt halten kann. Jedenfalls nehmen die Meldungen über (teilweise mehrfach) resistente Bakterienstämme erschreckend zu. Einige von ihnen spielen eine wichtige Rolle bei Wundinfektionen. Besonders gefürchtet sind jene Keime, mit denen man sich im Krankenhaus infiziert (nosokomiale Infektionen), wo sie sich hervorragend vermehren können. Dazu zählen typischerweise Staphylococcus aureus (MRSA) und Pseudomonas aeruginosa, die dann auch oft noch gegen mehrere Antibiotika resistent sind (Multiresistenz). Als Folge solcher im Krankenhaus erworbenen Infektionen erhöhen sich nicht nur die Behandlungskosten enorm. Auch die Liegezeit der in Deutschland jährlich 600 000 betroffenen Patienten verlängert sich. Ein Viertel dieser Infektionen erfolgen übrigens auf Intensivstationen und infolge katheterbedingter (Herzkatheter etc.) Infektionen sterben in Deutschland mehr Menschen als im Straßenverkehr (Bechert und Steinrücke o.J.).

In den letzten Jahren erschienen mehrere ausführliche Übersichtsartikel zu dieser Thematik, vor allem hinsichtlich der Wundbehandlung (Landsdown 2002a und 2002b, Landsdown et al. 2004 und Cooper 2004).

Bakterien wird es heute einfach gemacht, resistente Stämme zu entwickeln, da selbst aus geringfügigem Anlass oft schwere

Geschütze aufgefahren werden. Außerdem bekämpfen viele Medikamente nur die Symptome, während kolloidales Silber insofern die Ursachen ausschaltet, als es die Erreger abtötet. Die zunehmende Resistenzbildung von Bakterien steuert wie eine tickende Zeitbombe geradewegs auf eine medizinische Katastrophe zu. Es steht zu befürchten, dass die einstigen Wunderwaffen, die Antibiotika, in einigen Jahren weltweit versagen werden. Da mag es sinnvoller erscheinen, bei der Behandlung und Vorbeugung (zum Beispiel von Erkältungskrankheiten) zunächst einmal kolloidales Silber auszuprobieren. Die erfolgreiche Unterdrückung von Entzündungen und die Unterstützung der schnelleren Heilung durch diese Substanz wurde vielfach beschrieben.

Aber auch für Pilze mehren sich die Hinweise auf Resistenzbildungen gegen die zu ihrer Bekämpfung entwickelten Arzneimittel (Antimykotika).

Deshalb ist es besonders bedeutsam, dass kolloidales Silber auch bei Krankheitserregern wirkt, die gegen Antibiotika resistent geworden sind. Der Grund hierfür ist einfach: Da Silber auf mehreren Ebenen wirkt (Beeinflussung der Atmungskette der Bakterien, Zerstörung der Integrität der Bakterienzellwand, Behinderung der DNA-Vermehrung etc.), können sich Resistenzen nur schwerer bilden, als wenn lediglich ein einziger Wirkmechanismus, wie im Fall von Antibiotika und Antimykotika, zugrunde liegt.

Dennoch ist natürlich auch kolloidales Silber kein Wunder- oder Allheilmittel und es werden tatsächlich immer wieder Fälle von Silberresistenzen beschrieben (z.B. Slawson et al. 1992, Thurman und Gerba 1989 sowie Gühring 2000). Dazu gehören unter anderem einige Arten der Enterobakterien (viele davon zählen zu den Darmbakterien und können verschiedene ernsthafte Krankheiten auslösen) und Klebsiella pneumoniae (Auslöser von Lungenentzündungen). Immerhin starb ein Patient im Massachusetts General Hospital sogar an einer Salmonellenform, die resistent gegen Silberionen war (Jefferson 2003). Guggenbichler (2003) nennt

Citrobacter freundii (kann Harnwegsinfekte auslösen), Proteus mirabilis und Enterobacter cloacae (ist Teil der Darmflora und kann eitrige Entzündungen außerhalb des Darmes oder Blutvergiftungen verursachen) als silberresistente Keime und auch Landsdown (2002a) weist ausdrücklich darauf hin.

Wie es zu Silberresistenzen kommen kann, erforschten Wissenschaftler, indem sie Bakterienstämme aus Silberminen isolierten. Bei diesen Bakterien muss ja eine Silberresistenz vorliegen. Andernfalls könnten sie an diesem Ort nicht überleben. Sie fanden heraus, dass diese Bakterien Silber in der äußeren Zellwand ablagern und dadurch dem schädigenden Effekt entgehen können. Es gibt aber noch eine andere Erklärung: Silberresistente Bakterienstämme verfügen aufgrund von Mutationen über Pumpen, die die Silberionen wieder ausschleusen, bevor sie den Keimen gefährlich werden können (Cooper 2004). Dabei ist zu bedenken, dass bei diesen Untersuchungen das Augenmerk auf Silberionen und nicht auf elementares Silber gelegt wurde. Ungeachtet dessen ist darin ein Hinweis zu sehen, dass man auch kolloidales Silber mit Bedacht anwenden sollte.

Die von den resistenten Bakterienstämmen vertragene Silberkonzentration ist 500-mal höher als die der gegen Silber empfindlichen Stämme (Gühring 2000).

Silberstaub und Silberfäden

Aktuelle Neuentwicklungen

Es wird immer wieder behauptet, kolloidales Silber sei für die pharmazeutische Industrie uninteressant, da nicht patentierbar. Das ist nicht ganz richtig. Gerade in den letzten Jahren werden immer wieder neue Patente angemeldet, die entweder auf kolloidalem Silber basieren oder es zumindest einschließen. Diese Patente beziehen sich auf verschiedene Anwendungsmöglichkeiten. So findet man unter den Patentinhabern zum Beispiel alle führenden Hersteller von Farbfilmen. Zu den Patenten zählen aber auch antistatische Polituren, Desinfektionsmittel und -methoden, Produkte für die Blutdialyse, Haarwuchsmittel, Oberflächenbeschichtungen, Produkte zur Mundhygiene, Silbergeneratoren, Geräte zur Wasseraufbereitung, Methoden zur Konservierung von Sperma, Eizellen und Embryonen im Rahmen der künstlichen Befruchtung von Tieren sowie Kaugummis und Pastillen zur Raucherentwöhnung (Parker und Parker 2003). Den wichtigsten Neuentwicklungen der letzten Jahre ist dieses Kapitel gewidmet.

Als im Jahre 1998 die erste Auflage von *Immun mit kolloidalem Silber* erschien, gab es in Deutschland weder Generatoren zur Herstellung kolloidalen Silbers, noch konnte man ein fertiges Produkt kaufen. Dementsprechend gab es damals auch kaum Erfahrungen mit dieser Substanz. Mittlerweile hat sich jedoch viel geändert. Immer mehr Heilpraktiker (und auch Privatpersonen) setzen kolloidales Silber ein und mehrere Unternehmen haben sich mit „silbernen" Geschäftsideen etabliert. Diese Neuentwicklungen verwenden teilweise kolloidales Silber, teils elementares Nanosilber und teils Silberionen.

Ein gutes Prinzip setzt sich also durch. Und das Positive daran ist, dass diese Neuentwicklungen durch an die heutigen wissenschaftlichen Standards angepasste Studien untermauert werden und damit gleichzeitig die bisherigen Erfahrungen untermauern. Da kann es schon einmal vorkommen, dass selbst ein skeptischer Wissenschaftler überrascht feststellt, *„wie überzeugend die Ergebnisse doch sind"*.

Silberkleidung von der Krankenkasse

Auf dem Reichstag zu Worms legte Kaiser Maximilian 1495 in der Reichskleiderordnung fest, dass Gold- und Silbergewebe dem Fürsten- und Herrscherstand vorbehalten seien. Das sollte damals auch äußerlich die Klassenschranken festigen. Heute haben Silbertextilien eine ganz andere Bedeutung und sind natürlich jedem zugänglich. Ja, in manchen Fällen werden sie sogar von der Krankenkasse bezahlt, und zwar bei Neurodermitis.

Neurodermitis und atopisches Ekzem (mitunter werden die Begriffe überschneidend benutzt) zeichnen sich vor allem durch juckende und schuppende Hautveränderungen aus, die zu bakteriellen Infektionen (häufig Staphylococcus aureus) neigen. Oft erfolgt eine Behandlung mit Kortisonsalben, bei denen jedoch auf lange Sicht eher Zurückhaltung angebracht ist. Eine Heilung gibt es bis heute nicht und sogar das Tragen von Kleidung kann Probleme bereiten. Deshalb greifen Betroffene immer gerne nach dem berühmten Strohhalm. Oft lässt die Enttäuschung nicht lange auf sich warten, aber ab und zu gelingt dann doch ein Glücksgriff.

Schon vor 30 Jahren wurden für die Wundbehandlung silberbeschichtete Nylongewebe entwickelt. Seit Kurzem werden kommerziell sogar unterschiedliche silberbeschichtete Spezialtextilien (Kleidung und Bettwäsche) zur Linderung von Beschwerden bei Neurodermitis und des diabetischen Fußes angeboten. Die Silberpartikel werden durch ein Spezialverfahren derart fest in den Mikrofasern des Gewebes verankert, dass sie selbst häufiges Waschen gut überstehen. Dass diese Silberwäsche tatsächlich hilft, beweisen zahlreiche Fallberichte, die ausdrückliche Empfehlung des *Bundesverbands Neurodermitiskranker in Deutschland e.V.* (vgl. http://www.neurodermitis.net) und nicht zuletzt wissenschaftliche Studien (Abeck und Ring 2002, Gauger et al. 2003 sowie Wulf und Moll 2004).

Das beeindruckende Beispiel eines kleinen von Neurodermitis betroffenen Jungen zeigte das *ZDF Mittagsmagazin* Anfang dieses Jahres (2. Februar 2004). Er und seine Eltern können dank der Silberwäsche jetzt nachts durchschlafen.

Fallbericht: Eine Frau litt seit fast 60 Jahren an Neurodermitis. Seit sie die Silberwäsche trägt, haben sich Juckreiz, nässende Stellen, Krusten und Schuppenbildung deutlich verringert. Sie betont, dass ihr nun die Silberwäsche ein Durchschlafen ohne Juckreiz garantiert.

Unter Leitung des Münchener Dermatologen Prof. Abeck wurde Silberkleidung bei Kindern mit atopischem Ekzem getestet und eine *„hochsignifikante Abnahme der Anzahl der S.-Aureus-Bakterien"* sowie eine dadurch bedingte Verbesserung des klinischen Bildes gefunden. In ihrem Lehrbuch schreiben Abeck und Ring (2002): *„Die antimikrobielle, auch gegen Staphylococcus aureus gerichtete Wirkung, die auch durch wiederholtes Waschen nicht beeinträchtigt wird, konnte belegt werden, sodass diese Textilien barriereprotektive wie auch antimikrobielle Eigenschaften kombinieren."* Außerdem bestätigen die Autoren, dass der *„Tragekomfort eigenen Untersuchungen zufolge außerordentlich groß ist"*. Die Wirkung setzt nach zwei Tagen ein und hält interessanterweise auch noch sieben Tage nach Beendigung des Trageversuchs an. Laut Herstellerangaben lässt sich durch die Silberkleidung sogar Kortison einsparen.

Mittlerweile gibt es Spezialangebote für Silberwäsche, die ähnlich wie Seide zu tragen und schonend zu pflegen, aufgrund des hohen Silbergehaltes von über 20 Prozent allerdings nicht ganz preiswert ist. Inzwischen übernehmen jedoch immer mehr Krankenkassen auf freiwilliger Basis die Kosten ganz (für Kinder) oder teilweise (bei Erwachsenen). Dafür sind jedoch *vor der Anschaffung* einige Voraussetzungen zu erfüllen (Rezept, Antrag bei der Kasse etc.). Mit der Aufnahme in das Hilfsmittelverzeichnis der GKV wird in Kürze gerechnet. Bis dahin sind die Herstellerfirmen gerne bei der Antragstellung behilflich (Informationen sind über VAK erhältlich, vgl. *Zum Schluss*).

Träume in Silber

Die das Energiepotenzial ausgleichende Wirkung von Baumwoll-Silber-Gewebe stellt ein anderes Prinzip dar. Eine Schafschurwollmatratze mit eingearbeiteten Silberfäden und ein Baumwollbezug sollen für eine antibakterielle Wirkung und einen regenerierenden Schlaf (Silber-Resonanz-Regeneration) sorgen. Dieses System wird mit und ohne Biomagneten angeboten.

Silbertextilien haben übrigens auch den Vorteil, Geruchsbakterien abzutöten und sind deshalb auch gut für Socken geeignet.

Versilberte Klobrillen?

Sie mögen vielleicht den Kopf schütteln, aber so abwegig ist dieser Gedanke gar nicht – und es gibt sie auch schon! Im Haushalt ist die Toilettenbrille zwar einer der hygienischsten Orte, weil dort selbst von Putzmuffeln am intensivsten geputzt wird. Aber was ist mit öffentlichen Einrichtungen? Hier sind es nicht nur die WC-Deckel, auch der Kontakt mit Wasserhähnen und Türgriffen lassen so manchen schon beim Gedanken an eine Berührung erschaudern. Auch Haltegriffe in Straßenbahnen gehören zu den von vielen Menschen angefassten und mit Millionen von Krankheitskeimen verschmutzten Gegenständen. Selbstverständlich ist ein Normalmaß von Bakterien in unserer Umgebung für gesunde Menschen überhaupt kein Problem und für die Entwicklung des Immunsystems sogar unerlässlich. Aber in den genannten Bereichen täte eine intensivere Hygiene sicher Not. Das dachte sich auch ein japanisches Unternehmen und entwickelte mit Silber beschichtete Materialien, aus denen unter anderem WC-Sitze, Telefonhörer und anderes hergestellt werden (Jefferson 2003).

Fraglich und obendrein noch gefährlich sind hingegen mit dem als Kontaktallergen einzustufenden Triclosan beschichtete Mülltüten. Den Müll sollte man gefälligst frühzeitig entsorgen, bevor er gesundheitsschädlich wird. Durch derartige Beschichtungen werden allenfalls resistente Keime gezüchtet.

Bei anderen Materialien macht eine solche Beschichtung jedoch großen Sinn, zum Beispiel bei solchen, die in den Körper implantiert werden (Zahnfüllungen, Katheter, künstliche Gelenke, Knochenzemente und viele mehr). Tatsächlich gibt es auch dort Beschichtungen mit Antibiotika, die Entzündungen vorbeugen sollen. Aber auch hier besteht natürlich die Gefahr von Resistenzbildungen und außerdem wirken diese Beschichtungen nur kurze Zeit. Beide Probleme gibt es bei kolloidalem Silber oder Nanosilber nicht. Man hat sich bemüht, Silber so in Werkstoffe einzuarbeiten, dass der antimikrobielle Effekt weit gehend auf die Werkstoffoberfläche beschränkt bleibt und sich dadurch die Gefahr der Resistenzbildung stark verringert (Bechert und Steinrücke 2003). Die optimale Wirkstoffmenge lässt sich mit einem Spezialnachweisverfahren für antimikrobielle Werkstoffe ermitteln (Bechert et al. 2000).

An den Universitätskliniken Erlangen-Nürnberg wurde nachgewiesen, dass sich die Infektionsrate bei verschiedenen Wundarten durch eine mit Nanosilber beschichtete Wundauflage um einhundert Prozent reduzieren lässt. Andere Unternehmen bieten so genannte Hydrokolloidverbände an, die auf Silberbasis arbeiten. Aufgrund des verwendeten Silbers (elementar oder als Salz) mag es Qualitätsunterschiede geben.

In einer anderen Studie wird zurzeit geprüft, wie sich bei urologischen Kathetern die Infektionsrate reduzieren lässt. Man erwartet eine Verringerung um bis zu 70 Prozent. Eine entzündungshemmende Wirkung wird derzeit noch untersucht, dafür wird aber vermutlich eine höhere Silberkonzentration benötigt.

Schon seit mehreren Jahren gibt es auch zentrale Venenkatheter (Herzkatheter), bei denen durch Silberbeschichtungen die erhebliche Infektionsrate gesenkt werden kann. An diesem Beispiel lässt sich sehr schön der finanzielle und lebensrettende Nutzen von Silber in der Medizin veranschaulichen. Immerhin kommt es in Deutschland jährlich zu 25 000 bis 50 000 durch Venenkatheter verursachte Infektionen, deren Behandlung jeweils etwa 10 000 Euro kostet. Aber schlimmer noch, 1 500 bis 4 000 Patienten sterben an einer solchen Infektion (Guggenbichler et al. 2003). Schon seit Jahrzehnten werden silberbeschichtete Venenkatheter eingesetzt. Diejenigen der neuen Generation, bei denen Nanosilber in das Kathetermaterial eingearbeitet ist, haben offenbar den Vorteil, dass der antimikrobielle Schutz länger (bis zu gut einem Jahr) anhält. Bei diesen Kathetern werden kontinuierlich Silberionen abgegeben und an der Katheteroberfläche bildet sich ein Wasserfilm mit hoher Silberkonzentration. In einem Vorversuch mit 204 Patienten konnte die Infektionsrate erheblich gesenkt werden. Nur ein Patient erkrankte.

Man geht davon aus, dass durch „Silberkatheter" und mit Silber imprägnierten Implantaten der neuen Generation Resistenzbildungen vermieden werden können. Bei der vorbeugenden Anwendung von Antibiotika sind solche Resistenzen hingegen quasi vorprogrammiert.

Der Vollständigkeit halber sei erwähnt, dass es auch andere Technologien zur Silberbeschichtung gibt. Diese verwenden jedoch Silberionen (Verfärbungsproblematik, geringere Stabilität) und sind nicht für den Einsatz bei Medizinprodukten geeignet. Allerdings haben sie ihren Stellenwert im Verbraucherbereich (zum Beispiel bei Kühlschränken, Fußböden etc.).

Eine Silbercreme als zweite Haut

Bis vor kurzem noch Zukunftsmusik, bieten inzwischen immer mehr Unternehmen silberhaltige Cremes und Salben an und andere entwickeln welche. Sie sollen gut hautverträglich und auch bei Neurodermitis geeignet sein.

Häufig gestellte Fragen

Wegen des großen Interesses an der hier behandelten Thematik und der Fülle von Fragen, die Leserinnen und Leser an uns richten, haben wir uns dazu entschlossen, die häufigsten Fragen hier zusammenzufassen und zu beantworten.

Wie kann ich einen Generator zum Herstellen von kolloidalem Silber selbst zusammenbauen?

Da es selbst mit Bauanleitung sehr schwer ist, einen zuverlässigen Generator herzustellen, ist es empfehlenswert, im Fachhandel ein genormtes Gerät zu kaufen. Achten Sie darauf, dass es entweder eine Vorrichtung zur Messung der Konzentration des produzierten kolloidalen Silbers enthält oder Angaben darüber, wie viel kolloidales Silber in welcher Zeit erzeugt wird. Das ist wichtig, um sicher die gewünschte Konzentration herstellen zu können.

Wann muss ich die Silberstäbe auswechseln?

Die Silberelektroden müssen von höchster Reinheit sein und können bei Anbietern von Silbergeneratoren gekauft werden. Wenn die Stäbe so dünn werden, dass sie fast durchbrechen, müssen sie ausgewechselt werden. Achten Sie auch darauf, die Silberstäbe nach jedem Einsatz zu reinigen, so wie es in der jeweiligen Gebrauchsanleitung empfohlen wird. Ein entsprechendes Reinigungsvlies liegt den Geräten oft bei. Andernfalls können Sie auch Küchenpapier oder einen Leinenlappen verwenden, aber auf keinen Fall Silberputzmittel oder Topfreiniger. Verwenden Sie keine Silberdrähte mit Sterling-Silber. Sie enthalten giftiges Kupfer.

Wie lange dauert die Herstellung von kolloidalem Silber?
Die Zeit, die für die Herstellung von kolloidalem Silber benötigt wird, hängt unter anderem von der gewünschten Konzentration und dem verwendeten Silbergenerator, aber auch von dem verwendeten Wasser ab. Man kann etwa mit mehreren Minuten bis zu einer Stunde Zeitaufwand rechnen. Am besten, Sie erkundigen sich bei dem jeweiligen Gerätehersteller danach.

Welches Wasser wird zum Herstellen von kolloidalem Silber mit einem Generator verwendet?
Zum Herstellen von kolloidalem Silber wird destilliertes Wasser benötigt. Andernfalls können zu viele unerwünschte Silbersalze entstehen. Destilliertes Wasser, das in Supermärkten für Bügeleisen oder Autobatterien angeboten wird, ist allerdings nicht immer geeignet, da es noch Schwermetalle enthalten kann. Vergewissern Sie sich, dass das Wasser keine Schwermetalle enthält oder fragen Sie in Ihrer Apotheke nach.

Geben Sie auf keinen Fall Salz (zum Beispiel Kochsalz) zu dem destillierten Wasser, da Sie auf diese Weise Silbersalz (hier Silberchlorid) produzieren würden, was nicht erwünscht ist.

Darf man destilliertes Wasser denn überhaupt trinken?
In größeren Mengen ist destilliertes Wasser nicht zum Trinken geeignet. Für die Zubereitung von kolloidalem Silber ist es jedoch ein Muss. Da die dafür benötigte Menge im Vergleich zur gesamten Flüssigkeitsaufnahme relativ gering ist, ist dies unproblematisch. Achten Sie aber auf jeden Fall darauf, zusätzlich ausreichend „normales" Wasser zu trinken.

Kann ich zur Herstellung von kolloidalem Silber auch Leitungswasser, Mineralwasser oder stilles Wasser verwenden?
Hier gilt ein striktes Nein als Antwort. Diese Wasser enthalten verschiedene Salze, was dazu führen würde, dass Sie mit dem Silbergenerator kein elementares kolloidales Silber, sondern ausschließlich Silbersalze produzieren würden. Diese sind aber wegen der Gefahr, eine Argyrie (Blaugrauverfärbung der Haut und der inneren Organe bei längerem Gebrauch von Silberpräparaten) zu entwickeln, nicht wünschenswert.

Ich habe von der Salzmethode zur Herstellung von kolloidalem Silber gehört. Wie kann ich sie anwenden?
Diese Methode beruht auf der Zugabe von Salz (zum Beispiel Kochsalz) zu dem Wasser, mit dem kolloidales Silber hergestellt werden soll. Dabei entsteht wenig oder kein kolloidales Silber, sondern Silbersalz. Bei der Verwendung von Kochsalz (= Natriumchlorid) erhält man zum Beispiel Silberchlorid. Daher wird heute von dieser Methode abgeraten und die Heißwassermethode empfohlen (vgl. *Wie wird kolloidales Silber hergestellt?*).

Wie wird kolloidales Silber am besten aufbewahrt?
Am besten, Sie stellen nur so viel kolloidales Silber her, wie Sie gleich aufbrauchen. Wenn Sie es dennoch aufbewahren wollen, wählen Sie dafür eine dunkle Glasflasche (Schutz vor Lichteinwirkung), aber niemals Metall oder Plastik. Stellen Sie sie an einen lichtgeschützten Platz mit gleichbleibend kühler Temperatur. Der Kühlschrank ist nicht zur Aufbewahrung geeignet, da das kolloidale Silber ausflocken könnte. Vermeiden Sie ebenfalls zu heiße Temperaturen (wie im Sommer im Auto).

Häufig gestellte Fragen

Wie kann ich die Konzentration von kolloidalem Silber messen?
Es gibt zwar (vor allem in den USA) Messgeräte zur Bestimmung des Gehaltes von kolloidalem Silber. Diese sind jedoch ungenau und unzuverlässig, da sie nicht den Unterschied zwischen vor- und nachher messen. Die Konzentration des kolloidalen Silbers hängt aber von verschiedenen Faktoren bei der Herstellung ab. Solche Parameter sind unter anderem die Qualität des destillierten Wassers, seine Temperatur, die Art der verwendeten Silberstäbe etc. Daher sind Silbergeneratoren vorzuziehen, bei denen die Produktion von kolloidalem Silber genormt ist. Damit können Sie sicherstellen, dass Sie stets die gewünschte Silberkonzentration produzieren.

Bei welcher Krankheit soll ich wie viel kolloidales Silber einnehmen?
Auf diese Frage gibt es keine Patentantwort. Die Wirkung jeder Substanz, auch die des kolloidalen Silbers, hängt von verschiedenen Parametern ab. Dazu gehören Größe, Gewicht, Alter, Tagesform und eventuelle Grunderkrankungen der betroffenen Person, um nur einige wenige zu nennen. Deshalb ist es wichtig, eine ganz individuelle Lösung zu finden. In den vorangegangenen Kapiteln wurden daher viele Beispiele aufgeführt, die als Anhaltspunkt dienen können. Die Angaben der verschiedenen Anwender schwanken zwischen 15 Mikrogramm kolloidales Silber zur Vorbeugung oder bei leichten Befindlichkeitsstörungen bis hin zu kurzzeitig einigen Milligramm bei schweren Erkrankungen. Größere Mengen kolloidales Silber sollten aber in jedem Fall nur unter Aufsicht eines erfahrenen Heilpraktikers oder Arztes eingenommen werden. Eine ausführliche Antwort finden Sie in dem Kapitel *Wie wird kolloidales Silber dosiert?*.

Kann kolloidales Silber auch vorbeugend genommen werden?

Die Antwort auf diese Frage ist ganz eindeutig: Ja, kolloidales Silber kann auch prophylaktisch eingenommen werden. Mit kolloidalem Silber können Infektionskrankheiten bei Mensch, Tier und Pflanzen behandelt werden. Es kann ihnen aber auch vorgebeugt werden, und es können mit ihm gesündere Nahrungsmittel gezüchtet werden, da auf viele Chemikalien verzichtet werden kann. Außerdem können mithilfe kolloidalen Silbers Lebensmittel länger frisch gehalten werden, indem der Wirkung verderblicher Bakterien vorgebeugt wird. Auch zur Vorbeugung von Erkältungskrankheiten lohnt ein Versuch mit kolloidalem Silber.

Wo gibt es weitere Literatur zu kolloidalem Silber?

Dem Verlag sind keine weiteren deutschsprachigen Veröffentlichungen zu diesem Thema bekannt. Im Internet lassen sich unter den Stichwörtern „kolloidales Silber" oder „colloidal silver" viele Treffer erzielen. Hier ist aber Vorsicht geboten, da viele Informationen äußerst irreführend sind.

Darf man kolloidales Silber auch während der Schwangerschaft und der Stillzeit einnehmen?

Bisher liegen dem Verlag keine Erfahrungsberichte zur Einnahme von kolloidalem Silber während der Schwangerschaft oder der Stillzeit vor. In diesen Phasen ist jedoch besondere Vorsicht geboten. Wenn Sie Fragen zu diesem Thema haben, wenden Sie sich damit bitte an Ihren Heilpraktiker oder Arzt.

Darf kolloidales Silber prinzipiell nicht mit Metall in Berührung kommen?

Ja, vermeiden Sie es, das kolloidale Silber durch Kontakt mit Metall zu verunreinigen. Dies gilt vor allem während der Herstellung, da sich unerwünschte Silberverbindungen statt des elementaren kolloidalen Silbers bilden könnten. Für die Einnahme ist nach Möglichkeit ein Schnapsgläschen gegenüber einem Metalllöffel vorzuziehen. Zum Aufkochen des Wassers, also vor dem eigentlichen Herstellungsprozess, können durchaus Edelstahltöpfe oder emaillierte Töpfe verwendet werden, aber bitte keine Gefäße aus Gusseisen, Kupfer oder Aluminium nehmen.

Gibt es kolloidales Silber auch fertig zu kaufen?

Ja, kolloidales Silber wird vor allem im europäischen Ausland, in den USA und in Australien, aber auch von einigen Apotheken in Deutschland angeboten. Achten Sie aber unbedingt darauf, dass es sich um seriöse Anbieter und wirklich um kolloidales Silber und nicht um Silbersalze handelt. Ebenfalls ist es wichtig, sich die Konzentrationsangabe glaubhaft versichern zu lassen.

Bewirkt kolloidales Silber auch eine unmittelbare Stärkung des Immunsystems und darf es auch bei einer Autoimmunkrankheit eingenommen werden?

Der genaue Wirkmechanismus von kolloidalem Silber ist noch nicht geklärt. Man ist hier weit gehend auf Vermutungen angewiesen. Es ist bekannt, dass es das Immunsystem unterstützt und entlastet, indem es Krankheitskeime abtötet. Ob die Silberpartikel das Immunsystem direkt beeinflussen, ist nicht bekannt. Daher ist bei Autoimmunkrankheiten besondere Vorsicht geboten. Bei einer derart schwer wiegenden Gesundheitsstörung sollten Sie zuvor auf jeden Fall den Rat eines Arztes einholen. Im Zweifelsfall sollten Sie auf die Einnahme von kolloidalem Silber verzichten.

Wird kolloidales Silber von Allergikern und von allgemein empfindlichen Menschen vertragen?

Bisher liegen keine negativen Erfahrungen von empfindlichen Menschen oder Allergikern vor. Erfahrungsberichte (vgl. *Wogegen wirkt kolloidales Silber?*) sprechen eher dafür, dass bei Allergien sogar gute Erfolge mit kolloidalem Silber erzielt werden. Es ist unwahrscheinlich, dass es eine Silberallergie auslöst. Eine so genannte „Silberallergie" wird nämlich meist nicht durch Silber, sondern durch andere Bestandteile in Silberlegierungen (zum Beispiel Nickel) ausgelöst. Sollten Sie besonders empfindlich sein, wenden Sie sich bitte an Ihren Arzt oder Heilpraktiker.

Ist kolloidales Silber für eine Dauereinnahme geeignet?

Jede langfristige Einnahme – ob eines Arzneimittels, eines Nahrungsergänzungsmittels oder einer sonstigen Substanz – sollte vermieden werden, es sei denn es gibt therapeutische Gründe dafür. Auch beim kolloidalen Silber sollte man die Einnahme auf die Zeit beschränken, bis die entsprechende Krankheit abgeklungen ist. Ebenfalls ist gegen eine vorbeugende Kur zum Beispiel in der kalten Jahreszeit zum Schutz vor Erkältungskrankheiten nichts einzuwenden. Ein Ziel der Einnahme von kolloidalem Silber ist es, das Immunsystem zu unterstützen. Das heißt aber nicht, dass man es dadurch auf Dauer ganz entlasten sollte. Es kann ja nicht Sinn einer Anwendung sein, die natürliche Immunität völlig zu entlasten. Daher gilt auch für kolloidales Silber „so wenig wie möglich und nur so lange wie nötig".

Eignet sich kolloidales Silber auch zur Inhalation mit einem Inhaliergerät?

Prinzipiell ist dies mit einem Ultraschallvernebler möglich. Allerdings besteht die Gefahr, dass das Gerät durch Silberablagerungen verunreinigt wird. Erkundigen Sie sich bei dem Gerätehersteller, ob diesbezügliche Erfahrungen vorliegen.

Ist eine goldgelbe Farbe des kolloidalen Silbers ein Qualitätsmerkmal?

Manchmal weist kolloidales Silber eine goldgelbe Färbung auf. Dies ist kein Qualitätsmerkmal. Es handelt sich dabei also weder um besonders gutes noch um besonders schlechtes kolloidales Silber. Im Allgemeinen bevorzugt man eine klare Suspension. Fachleute vertreten aber die Ansicht, dass auch eine goldgelbe Farbe akzeptabel ist (vgl. *Welche Qualitätskriterien gelten für kolloidales Silber?*).

Gibt es in Deutschland silberhaltige Arzneimittel zu kaufen?

Ja. Trotz der hohen gesetzlichen Anforderungen an Arzneimittel gibt es in Deutschland Präparate, die für einige klassische Indikationen zugelassen sind. Dazu gehören Augentropfen für die Credé-Prophylaxe (Vorbeugung des so genannten Augentrippers bei Neugeborenen), ein Nasenspray und ein Wundbehandlungsmittel als Gel, Salbe und Puder. Alle diese apothekenpflichtigen Arzneimittel enthalten unterschiedliche Silberverbindungen, jedoch kein elementares kolloidales Silber. Da sie verkehrsfähig sind, das heißt da sie als Arzneimittel verkauft werden dürfen, darf angenommen werden, dass sie gut verträglich sind. Ebenfalls werden Hydrokolloidverbände als Medizinprodukte angeboten, deren antibiotische Wirkung auf Silberionen beruht. Erkundigen Sie sich bei Interesse bitte in Ihrer Apotheke.

Zum Schluss

Wer dieses Buch aufmerksam gelesen hat, hat eine Menge über kolloidales Silber und seine medizinischen Einsatzmöglichkeiten erfahren. Ganz bewusst wurden unterschiedliche Aspekte (Geschichte, Physik, Medizin usw.) ausgeleuchtet. Dadurch hat jede und jeder Einzelne die Möglichkeit, sich dem Thema von der Seite zu nähern, die ihr oder ihm am meisten liegt. Ziel der Abhandlung ist es, Anregungen zur Auseinandersetzung mit einem uralten Therapieprinzip zu geben und über Erfahrungen mit kolloidalem Silber zu berichten. Ausschlaggebend sind aber die eigenen Erfahrungen.

An dieser Stelle bedanken sich Autor und Verlag ganz herzlich bei allen Lesern, die in den vergangenen Jahren Anregungen zu diesem Thema gegeben haben. Diese wurden gerne bei der Überarbeitung berücksichtigt.

Ganz besonders bedanken wir uns bei Herrn Wolfgang Jenkner (Heilbronn), Herrn Dr. Peter Steinrücke (Nürnberg) und Herrn Martin Becker (Much) für viele wertvolle Hinweise und Anregungen.

Unterlagen zu Silbertextilien haben wir von Frau Tayyibe Smolik (Gefrees) und Herrn Dieter Plaschnick (Wolfen) erhalten. Herr Dr. Wolfgang Meyer-Ingold (Hamburg) und Herr Prof. Dr. Josef-Peter Guggenbichler (Erlangen) stellten weiterführende Literatur zur Verfügung.

Der VAK ist auch weiterhin an Erfahrungsberichten und Anregungen interessiert. Schreiben Sie an:

VAK Verlags GmbH
Stichwort „Kolloidales Silber"
Eschbachstraße 5
79199 Kirchzarten
Deutschland
Fax: + 49 (0) 76 61/98 71 99
E-Mail: info@vakverlag.de

Bezugsquellen:
Wenn Sie an Bezugsquellen für silberhaltige Produkte (Textilien, Wundauflagen etc.) oder an Geräten zum Herstellen kolloidalen Silbers interessiert sind, dann können Sie beim Verlag ein Infoblatt dazu anfordern.

Kleines Glossar

Antibiotikum: Medikament zum Abtöten von Bakterien.

Antimykotikum: Medikament zum Abtöten von Pilzen.

Argyrie: Mit Argyrie bezeichnet man eine (durch unsachgemäßen Gebrauch von Silbersalzen und -proteinen verursachte) irreversible graublaue Verfärbung der Haut. Für kolloidales Silber wurde eine Argyrie bisher nicht eindeutig nachgewiesen.

bakterizid: Die Fähigkeit von Antibiotika und kolloidalem Silber, Bakterien abzutöten, nennt man bakterizid.

fungizid: Die Fähigkeit von Antimykotika und kolloidalem Silber, Pilze abzutöten, nennt man fungizid.

Ionen: Atome, denen Elektronen fehlen oder die Elektronen zu viel haben, nennt man Ionen. Sind zusätzliche Elektronen vorhanden, ist das Ion negativ geladen und man spricht von Anion. Fehlt ein Elektron, liegt ein positiv geladenes Kation vor. Einem Silberion (Ag^+) fehlt ein Elektron. Daher sind Silberionen positiv geladen und bilden mit negativ geladenen Ionen wie Chloridionen (Cl^-) oder Nitrat (NO_3^-) Silbersalze.

Kolloid: Ein Kolloid ist ein System unterschiedlicher Bestandteile (zum Beispiel Wasser und Silber) in unterschiedlichen Phasen (zum Beispiel flüssig und fest), wobei die Partikel nicht löslich sind.

kolloidales Silber: Unter kolloidalem Silber versteht man extrem kleine Silberpartikel von etwa 1 nm bis 10 nm Größe. Kolloidales Silber kann einzellige Krankheitskeime abtöten und gilt als natürliches Antibiotikum und Antimykotikum. Manche sprechen deshalb von *„Silberbiotikum"*.

Nanosilber: Als Nanosilber bezeichnet man Partikel elementaren Silbers von einer Größe zwischen 5 und 10 Nanometer.

resistent: Ein Bakterien- oder Pilzstamm, der durch einen gegen ihn entwickelten Wirkstoff (Antibiotikum oder Antimykotikum) nicht mehr abgetötet werden kann, ist gegen diesen Wirkstoff resistent (widerstandsfähig). Resistenzen können auftreten, wenn zu unbedacht und zu häufig mit Antibiotika etc. behandelt wird. Durch Mutationen entstehen dann resistente Keime.

Literatur

Abeck, D. und Ring, J. (Hrsg.): *Atopisches Ekzem im Kindesalter. Neurodermitis, das zeitgemäße Management,* Darmstadt: Steinkopf Verlag, 2002

Alt, V., Bechert, T., Steinrücke, P., Wagener, M., Seidel, P., Dingeldein, E., Domann, E. und Schnettler, R.: *An in vitro assessment of the antibacterial properties and cytotoxicity of nanoparticulate silver bone cement,* Biomaterials (in Druck 2003)

Baranowski, Z.: *Colloidal silver. The natural antibiotic alternative,* New York: Healing Wisdom Publications, 1995

Barret, S.: *Kolloidales Silber: Risiko ohne Nutzen,* URL: http://www.neuropsychiater.org/silber.html (Stand: März 2001)

Bechert, T., Steinrücke, P. und Guggenbichler, J.-P.: „A new model for screening anti-infective biomaterials", in: *Nature Medicine* Nr. 6 (8), 2000

Bechert, T., Steinrücke, P.: *Antiinfektive Oberflächen – Mit Nanoteilchen gegen Mikroorganismen,* Informationsblatt der Bio-Gate GmbH, Nürnberg (Stand: 2003)

Bechhold, H.: *Colloids in Biology and Medicine,* New York: D. van Nostrand, 1919, S. 364–376

Becker, R. und Selden, G.: *The Body Electric,* New York: Tarcher/Putmam, 1990

Bredig, G.: „Einige Anwendungen des elektrischen Lichtbogens", in: *Zeitschrift für Elektrochemie* Nr. 4, 1898a, S. 514–515

Bredig, G.: „Darstellung colloïdaler Metallösungen durch elektrische Zerstäubung", in: *Zeitschrift für Angewandte Chemie* Nr. 11, 1898b, S. 951–954

Ciampa, L.: *Health Story Page*, URL: http://www.cnn.com/HEALTH/9612/31/silver.supplements/ (Stand: März 2001)

Courtenay, K. F.: *Colloidal silver. The hidden truths*, Sydney, 1997

Cooper, R.: *A review of the evidence for the use of topical antimicrobial agents in wound care*, URL: http://www.worldwidewound.com/2004/february/Cooper/Topical-Antimicrobial-Agents.html (Stand: Juni 2004)

Credé, K. S. F.: *Die Verhütung der Augenentzündung der Neugeborenen, der häufigsten und wichtigsten Ursache der Blindheit*, Berlin: A. Hirschwald, 1894

FDA: *Federal Register*, Nr. 158, Band 64, 17.8.1999, URL: http://www.fda.gov/OHRMS/DOCKETS/98fr/081799a.txt (Stand: März 2001)

Fleming, A.: *Colloidal silver. The natural antibiotic*, o. O., 1996

Fung, M. C., Weintraub, M. und Bowen, D. L.: „Colloidal Silver Proteins marketed as health supplements", in: *JAMA* 274 Nr. 15, 1995, S. 1196–1197

Fung, M. C., Bowen, D. L.: „Silver products for medical indications: Risk-benefit assessment", in: *Clinical Toxicology* 34 (1) 1998, S. 119–126

Gauger, A., Mempel, M., Schekatz, A., Schäfer, T., Ring, J. und Abeck, D.: „Silver-coated Textiles Reduce Staphylococcus aureus Colonization in Patients with Atopic Eczema", in: *Dermatology* Nr. 202, S. 15–21, 2003

Gibbs, R. J.: *Silver Colloids. Do They Work?*, Unveröffentlichtes Manuskript von 1990 (zitiert nach Jefferson 2003)

Graham, Thomas: *Trans. Roy. Soc.* Bd. 151, London, S. 183 ff.

Guggenbichler, J. P.: „Central Venous Catheter Associated Infections. Pathophysiology, Incidence, Clinical Diagnosis, and Prevention – A Review", in: *Mat.-wiss. u. Werkstofftech.* Nr. 34 (12), 2003, S. 1145–1154

Guggenbichler, J. P., Juhl, G., Braun, G. G., Frass, M., Künstle, O. A., Plötz, J., Saffartzik, W., Steinhäuser, M., Wenisch, Ch.: „Clinical Investigation of a New Central Venous Catheter Impregnated with Silver Naniparticles", in: *Hyg. Med.* 28 (6), 2003, S. 235–242

Gühring, I. K.: *Mikrobieller Befall von Elektrotauchlack in der Automobilindustrie*, Inauguraldissertation an der Universität Stuttgart: 2000

Hansen, L. D.: „Colloidal silver. Discover an exciting new product for the 90's!", in: *Health Consciousness* 14 (5), 1993, S. 54–55

Jacobs, R.: *Can metabolic silver cause argyria?*, URL: http://homepages.together.net/~rjstan/MetallicSilver.html

Jefferson, W.: *Colloidal Silver Today. The All-Natural Wide-Spectrum Germ Killer*, Summertown: Healthy Living Publications, 2003

Key, F. S. und Maas, G.: „Silver Colloids", unveröffentlichter Artikel von 2000 (nach Jefferson)

Landsdown, A. B. G.: „Silver 1: Its antibacterial properties and mechanism of action", in: *Journal of wound care* 11 (2), 2002a, S. 125–130

Landsdown, A. B. G.: Silver 2: Toxixity in mammals and how its products aid wound repair, in: *Journal of wound care* 11, 5: 2002b, S. 173-177

Landsdown, A. B. G. und Williams, A.: „How safe is silver in wound care?", in: *Journal of wound care* 13 (4), 2004, S. 131-136

Metcalf, M.: „Banishing disease with three 9-Volt Batteries", in: *Perceptions* 310, 1995, S. 34-37

Metcalf, M.: „Banishing disease with three 9-Volt Batteries" (Teil 2), in: *Perceptions* 310, 1996, S. 34-37

Parker, J. N. und Parker, P. M.: *Colloidal Silver. A Medical Dictionary, Bibliography and Annotated Research Guide to Internet References*, San Diego: ICON Group International Inc., 2003

Pies, J.: *Wasserstoffsuperoxid. Ein altes Heilmittel neu entdeckt*, Kirchzarten: VAK, 2003

Römpp, H.: *Chemie Lexikon*, Stuttgart, 6. Aufl. 1966

Russel, A. D., Hugo, W. B.: „Antimicrobial activity and action of silver", in: *Progress in Medicinal Chemistry* 31, 1994, S. 351-370

Searle, A. B.: *The Use of Colloids in Health and Disease*, London: Constable & Company Ltd., 1919

Silverseed, J.: *Colloidal Silver ...@ntibiotic Superhero*, o. O.: 1999

Slawson, R. M., van Dyke, M. I., Lee, H., Trevors, J. T.: *Germanium and silver resistance, accumulation, and toxicity in microorganisms*, (Stand: 1992), nach: www.silberwasser.com/kirsten.html

Thomas, S., McCubbin, P.: „Vergleich der antimikrobiellen Wirkung von vier silberhaltigen Wundauflagen gegenüber drei Mikroorganismen", in: *Journal of Wound Care* 12, 2003, o. S.

Thurman, R. B., Gerba, C. P.: *The molecular mechanism of copper and silver ion disinfection of bacteria and viruses*. *A paper presented in the First International Conference on Gold and Silver in Medicine*, Washington: The Silver Institute, 1989

Ward, D.: ohne Titel, in: *Vitamin Research News*, Oktober 2001

WishGranted: *What is colloidal silver?*, URL: http://www.wishgranted.com/What_Colloidal_Silver_is.html (Stand: März 2001)

Ziegler, R.: *Online-Lexikon Paramedizin*, zum Begriff: *Colloidales Silber*, URL: http://www.vrzverlag.com/esoterik/lesilber.htm (Stand: März 2001)

Wan, A. T., Conyers, R. A., Coombs, C. J., Masterton, J. P.: „Determination of silver in blood, urine, and tissues of volunteers and burn patients", in: *Clin. Chem.* 37, 1991, S. 1683–1687

Wulf, A., Moll, I.: „Silberbeschichtete Textilien – eine ergänzende Therapie bei dermatologischen Erkrankungen", in: *Akt. Dermatol.* 30, 2004, S. 28–29

Quellen aus dem Internet werden mit der Internetadresse und dem Datum aufgeführt, an dem die betreffende Information abgerufen wurde.

Über den Autor

Der Naturwissenschaftler Dr. Josef Pies studierte Biologie und promovierte in dem Fach Zytologie (Zellbiologie). In seiner Doktorarbeit befasste er sich mit Bewegungsabläufen in Zellen, also den Einheiten, die auf der Basis von Kolloiden arbeiten und an denen die Wirkung von kolloidalem Silber ansetzt.

Seit dem Abschluss seines Studiums arbeitet er in der pharmazeutischen Industrie und hat sich ein umfangreiches medizinisches Wissen angeeignet. Neben der klassischen Schulmedizin interessieren ihn immer auch alternative Behandlungsansätze.

Als Medizinschriftsteller hat er bereits mehrere Bücher und zahlreiche Einzelbeiträge zu speziellen medizinischen und medizinhistorischen Themen veröffentlicht. Darüber hinaus hat er Drehbücher zu Informationsfilmen für Ärzte und Patienten geschrieben und auch zahlreiche Patientenratgeber stammen aus seiner Feder.

Bei VAK erschienen bisher insgesamt sieben Titel von Josef Pies, die dem Gesamtkatalog entnommen werden können. Das Verzeichnis kann kostenlos beim Verlag angefordert werden.

Josef Pies:
Wasserstoffsuperoxid
Ein altes Heilmittel neu entdeckt

Wer bei Wasserstoffsuperoxid nur an blondierte Haare denkt, wird hier erfahren, dass man schon im alten Ägypten um die besondere Wirkung dieser natürlichen Substanz wusste: Sie wird auch in unserem Körper gebildet und erfüllt dort lebenswichtige Funktionen. Im therapeutisch-heilkundlichen Bereich wird Wasserstoffsuperoxid sogar bei schweren chronischen Erkrankungen wie Krebs und rheumatischen Beschwerden erfolgreich eingesetzt.

Doch damit nicht genug: Wasserstoffsuperoxid eignet sich auch zum Frischhalten von Lebensmitteln, als keimtötender Bestandteil von Zahncreme und zur Desinfektion von Gegenständen! Mit vielen Ideen und Rezepten für die äußere Anwendung.

72 Seiten, 9 Abbildungen, Paperback (15 x 21,5 cm)
ISBN 3-935767-36-6

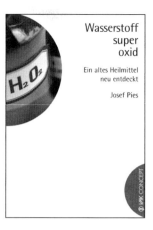

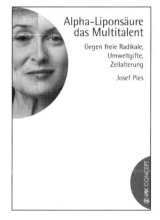

Josef Pies:
Alpha-Liponsäure – das Multitalent
Gegen freie Radikale, Umweltgifte, Zellalterung

Mithilfe des „Radikalenfängers"" Alpha-Liponsäure können Sie dem Älterwerden gesund und vital entgegensehen. Wissenschaftliche Untersuchungen belegen, dass Alpha-Liponsäure auf einfachste Weise vor freien Radikalen schützt und so Zivilisationskrankheiten und dem Alterungsprozess entgegenwirkt.

Alpha-Liponsäure ist ein echtes Multitalent, denn sie kann z.B. Vitamine recyceln und so ihre Wirksamkeit verlängern. Außerdem hat sie einen positiven Einfluss auf Diabetes und die dadurch bedingten Nervenschäden, Krebs, HIV und AIDS, Rauchen, Umweltgifte, Zellalterung etc. Mit einem Selbsttest, der zeigt, wie es um Ihr eigenes antioxidatives Profil steht.

72 Seiten, 11 Abbildungen, Paperback (15 x 21,5 cm), ISBN 3-935767-29-3

Josef Pies:
Blaugrüne AFA-Algen
Was sie wirklich können

Blaugrüne AFA-Algen werden als Geheimtipp unter den Nahrungsergänzungsmitteln gehandelt: Die wild wachsenden Süßwasseralgen sind eine der ältesten Lebensformen der Erde und gedeihen im unberührten nordamerikanischen Klamath-See. Ihr genau auf den menschlichen Organismus zugeschnittener Vitalstoffgehalt ist nur einer der vielen Gründe, warum sie so begehrt sind. Auch ihre positive Wirkung auf das Konzentrationsvermögen, auf die emotionale Ausgeglichenheit und auf den Gehirnstoffwechsel werden in diesem Buch thematisiert. Ein gesondertes Kapitel beleuchtet ihre Rolle bei der Behandlung von Hyperaktivität. Sympathisch illustriert und mit zahlreichen Erfahrungsberichten.

72 Seiten, 9 Abbildungen, Paperback (15 x 21,5 cm)
ISBN 3-935767-44-7

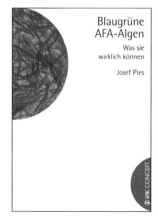

www.vakverlag.de • www.vakverlag.de • www.vakverlag.de

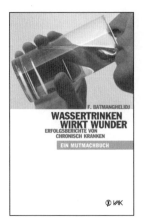

F. Batmanghelidj:
Wassertrinken wirkt Wunder
Erfolgsberichte von chronisch Kranken

Die Erkenntnis, dass Wassertrinken die Gesundheit fördert und vielen Krankheiten vorbeugt, setzt sich immer mehr durch. Wie wirksam diese „Wasserkur" tatsächlich ist, das zeigt dieses Buch. Es enthält 140 Erfahrungsberichte von ehemals chronisch Kranken, die durch ausreichendes Wassertrinken wieder gesund wurden. Während Dr. Batmanghelidj in seinen anderen Büchern vor allem wissenschaftlich erklärt, warum viele Krankheiten letztlich durch Wassermangel verursacht sind, zeigt er hier mit einer Fülle authentischer Erfolgsberichte, dass diese Krankheiten mit Wassertrinken tatsächlich geheilt werden können.
Ein Buch, das Hoffnung macht.

208 Seiten, Paperback (13 x 20,5 cm)
ISBN 3-935767-38-2

F. Batmanghelidj:
Sie sind nicht krank, Sie sind durstig!
Heilung von innen mit Wasser und Salz

Der Titel des Buches ist wörtlich zu verstehen: Wassertrinken ist so wichtig, weil unser Körper nicht mehr richtig funktionieren kann, wenn er nicht genügend davon erhält. Hier erläutert Dr. Batmanghelidj eindringlich, warum Krankheitssymptome (wie Diabetes, Krebs, beeinträchtigte Gehirnfunktionen bis hin zum chronischen Müdigkeitssyndrom) als Schreie des Körpers nach Wasser zu verstehen und auch so zu behandeln sind.

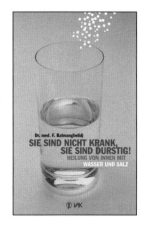

202 Seiten, 11 Abbildungen, Paperback (13 x 20,5 cm)
ISBN 3-935767-25-0

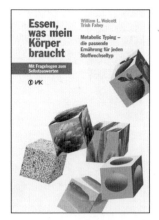

William L. Wolcott, Trish Fahey:
Essen, was mein Körper braucht
**Metabolic Typing –
die passende Ernährung für jeden Stoffwechseltyp**

Es gibt viele Ernährungsarten, die Gesundheit und Leistungsfähigkeit versprechen. Und jede hat ihren Platz und funktioniert – nur eben nicht für jeden.

Der Grund: Menschen unterscheiden sich in vielen Facetten ihres Stoffwechsels. Was für den einen gesund und leistungsfördernd ist, ist dem anderen abträglich.

Diese neue Methode bestimmt die vielen individuellen Facetten des eigenen Stoffwechsel-Typs mit einem umfangreichen Fragebogen zum Selbstauswerten. So kann jeder die Ernährung finden, die ihm entspricht und die ihm gut tut.

302 Seiten, 20 Abb. u. zahlr. Tabellen, Hardcover (15 x 21,5 cm)
ISBN 3-935767-08-0

www.vakverlag.de • www.vakverlag.de • www.vakverlag.de